お加持のレッスン

自分でお加持をしてみましょう

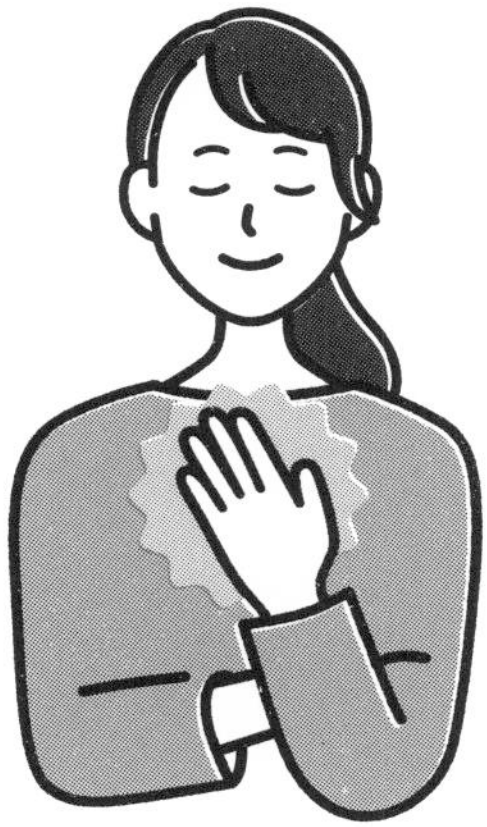

佐藤あつ子
Atsuko Sato

Parade Books

序章

たくさんある本の中から、この本を手に取っていただき、どうもありがとうございます。私は、長年漢方薬局に身を置いている間に、東洋医学についての勉強をする機会に恵まれ、漢方薬や鍼灸などの方法で気の調整をして、病気が改善することを学んできました。そして、私はこれまで患者さんに対して、鍼灸や気功とは異なる「お加持《かじ》」という方法で、気の調整を行なってきました。

「お加持」と聞くと、神社仏閣で僧侶たちがご真言を唱えたり、護摩を焚いたりする光景を思い浮かべる方もいらっしゃるかもしれません。でも、私が普段行なっているお加持は、もっと日常的な感じで、私たちの気やオーラと呼ばれる部分にアプローチするものです。

では、そもそも気とは何でしょうか？　気は、宇宙が生まれたときから存在し、宇宙とともに爆発的に波のように広がり、そして、形あるものや形のないものすべての基礎となったものだと考えています。したがって、すべてのものは気からできており、私たちの体も同じです。そして、気が引き寄せられてできている私たちの体は、そのまわりの気を触れば体の中まで触ることができます。私が行なっているお加持では、体をつくっている気がそこにあることを手で感じて、流れの悪いところをめぐらせる、たったそれだけのことをしています。

したがって、お加持は、決して特別な人にだけできる方法ではありません。かく言う私も、霊感があるわけでもなく、自分や他人の気を感じて動かそうと思ったこともありませんでした。でも、その頃ご縁のあった神社の宮司さんに、「あなたならできるからやりなさい」と言われ、ありがたいことに、それができる環境に恵まれていたので、薬局の中で素直にお加持を始め、それを生活の一部としながら感覚を磨いてきました。

そして、これまで薬局の中で興味を持たれた方々には、ご自身で気を感じて動かすことを試みていただきましたが、ほとんどの方がそれを実践することができました。また、当薬局に通われている方々の中に、私のお加持の方法を見ていて、ご家族が病気になった際に必要性を感じ、ご自分なりのやり方で取り組まれた方が何人もいらっしゃいます。

この本の第1部では、お加持の方法として、さまざまなアプローチがあることをご紹介したいと思います。この方法を参考にしていただき、ご自身はもちろん、一緒に生活する、あるいは離れて暮らすお子さんやご両親などに気の調整をしていただき、少しでも楽にさせてあげることができたらどんなに良いかと思います。私もこの方法を知ってからは、自分自身や家族（うちの飼い猫も含めて）に対して気の調整を行なってきました。両親とは離れて暮らしていたため、あまりお世話をすることができませんでしたが、距離を越えてお加持による気の調整を何度も行なうことができたので、私自身が救われた気持ちです。

そして第2部では、日常生活に役立つお話や、気と心についてのお話、そしてそれぞれの方たちの貴重な経験のお話をご紹介します。

この本を読むことで、これまで気にとめていなかった気を身近に感じ、そして、現在悩んでいる体や心の不調が改善される手助けとなれば幸いです。また若い方には、ご自身がこれからどんな経験をするのかを思い描くきっかけとなったり、年齢を重ねた方には、自分自身には宝物があるということを再認識し、心に刻んでいただければ幸いです。

目次

第2部 気と心のお話 ～漢方薬局より

85

第1章 家庭の「気」学

第2章　気と心のお話　それぞれの宝物

第1部

自分でお加持をしてみましょう

第1章　気にアプローチする

お加持《かじ》で気をみる

私たちの体は、気に支えられています。気は、体の中を出たり入ったりしながら止まることなく流れています。そして、私たちは普段からその気を感じて生きています。例えば、神社にお参りに行くとすがすがしい空気を感じたり、美術館では素晴らしい絵画に心を動かされたり、コンサートでは美しい音楽の旋律に感動したりします。また、人と出会うと、「機嫌が良さそうだな」「なんかイライラしてるな」などと、その人の気を感じることがありますね。それらはすべて私たちが、その場やそのモノ、その人の気を肌で感じているのです。

その気を、手をかざすことで、よりはっきり感じてみようとすることがお加持でみる方法です。手をかざすと言うと、何かの宗教などと誤解されそうですが、宗教とは関係なく、このようなみかたは誰にでもできるものです。具体的な方法は後ほど詳しくご説明しますが、人のまわりの気を手で感じてみた様子を図にすると、左のイラストのような感じです。この体のまわりにある部分は、一般的にはオーラと言われています。オーラとは、「風」「香気」「輝き」などを意味するラテン語のアウラ（aura）に由来し、人やものがそのまわりに発している気のエネルギーのことを言います。

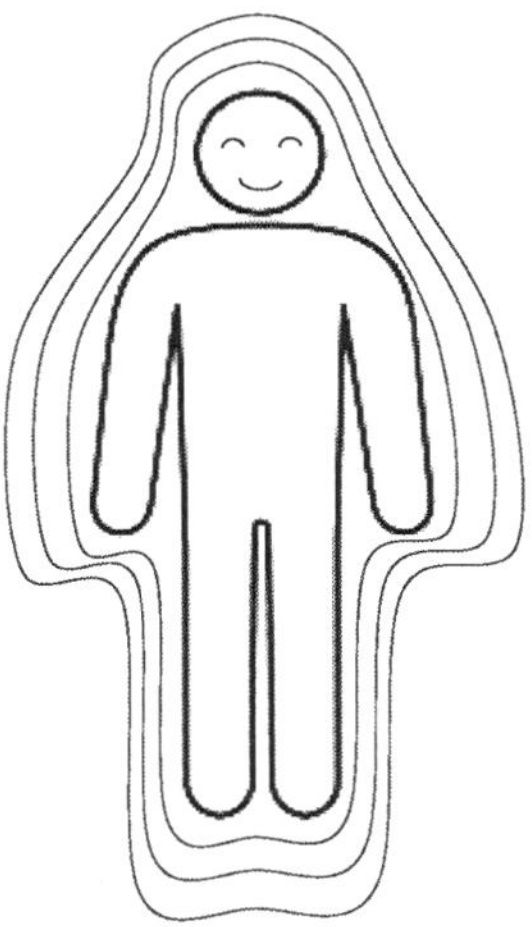

図1

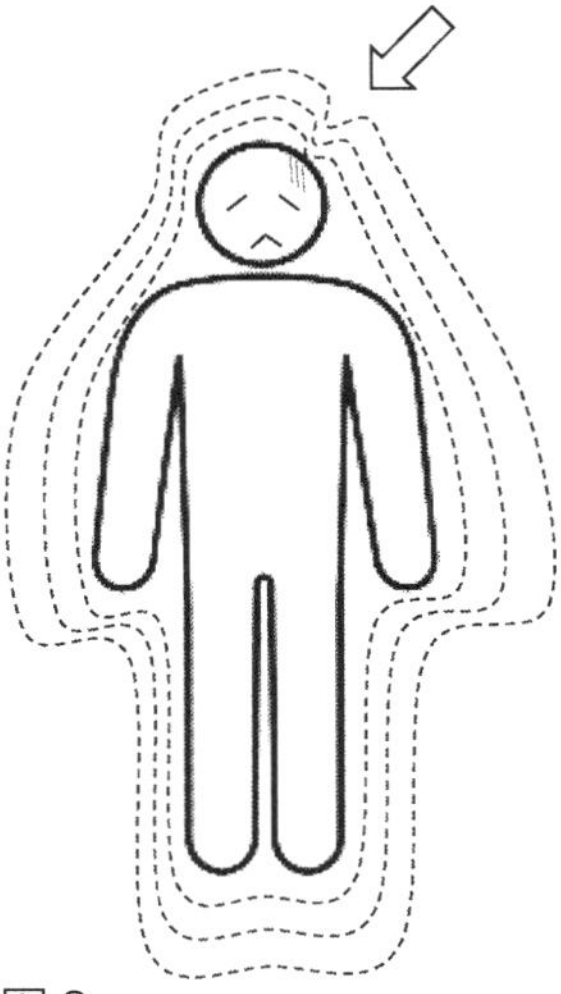

図2

図1は、気のエネルギーが全身に滞りなくめぐっているイメージを表した図です。お加持で手をかざしてみても何も引っかかるところはなく、ゆったりした雰囲気や温かさを感じます。こんなときは、たとえ病気があったとしても気分は良いはずです。

図2は、気のエネルギーが一部で滞っているイメージを表した図です。お加持で手をかざすと、頭のところで手が止まります。全体の気のめぐりが悪くなっていますので、ひんやりした空気や、逆に熱を感じることがあるかもしれません。こんなときは、頭痛や頭の重さ、気分の悪さを訴えているのではないでしょうか。

例えば、お腹が痛い人はお腹のあたりに気の滞りがあったり、足が痛い人は足のあたりに気の滞りがあったりします。また、症状が出ている場所とは異なるところに気の滞りがあり、それが症状の根本原因である場合もあります。そこにたとえ症状がなくても、気が滞っている場所をお加持ではずすと、体全体の気の流れが良くなって、その結果、症状が出ている場所が良くなることがあるのです。つまり、気が滞っている場所が気を動かす場所、お加持をする場所です。このように、気をみれば一目瞭然です。

お加持の症例

まずは、お加持でどんなことができるのかを知っていただくために、当薬局での実際の症例をご紹介したいと思います。

症例1　イライラとかゆみ（十代後半女性）

最初の例は、勉強や友人関係などでイライラすると、とたんに体がかゆくなるという十代後半の女性です。気の状態を手でみると、肝が立って左の腹部が突っ張っているので、その部分の気を流すお加持を行ないました。すると、イライラが収まって、そのために人間関係が悪化することも少なくなるようでした。

もともと幼い頃から気力のある女性なので、それゆえにイライラしやすいのかもしれません。少々のことではぶれないような、もう少し胆がすわったところが現れると、彼女の雰囲気が変わり、人間関係に悩まなくてもよくなるのだろうと思います。まだ若いので、それはこれからの彼女の課題なのでしょう。
ご本人が学校に行くために来局できない場合は、母親から要望があり、遠隔で同様のお加持を行なっています。

症例2　感情的に不安定な夫

次の例は、ご主人の感情が爆発するのをなんとかしてほしいという、奥様からの依頼です。ひどいときは、子どもにまで暴言を吐き、暴力を振るうまでになってしまうとのことでした。性格的に、物事にこだわりの強いところがあるようで、忙しい仕事の中で頑張り過ぎて、思うようにならなかったときの感情の解放がうまくできず、その矛先が家族へと向かってしまうのではないかと推測しました。

お加持でみてみると、気が頭に上がってしまっていたので、遠隔で気を降ろしました。すると、その日のご主人は気分良く帰宅し、感情の爆発はなかったとのことでした。そのようなお加持を、奥様から依頼がある度に行ない続けており、私は、何かご本人たちが変わらないといけないことがあるのではないかと思っていました。しかし、ご主人の仕事の疲れが少なくなり、そのために気力が保たれているのか、最近新しい仕事にチャレンジしたいと仰られているようで、これはご本人たちが変わるチャンスかもしれないと感じています。

症例3　ご主人の呼吸の苦しさを緩和させた奥様

これは、気を動かすことで、ご主人の症状を緩和させた奥様の例です。ご主人は病院にて心不全の治療中で、呼吸の苦しさを訴えていました。また、左腹部には動脈瘤がありました。気の状態をみると、心臓のあたりの気の滞りと、左の腹部の気の歪みを感じました。

そこで奥様に、左腹部の血管を直接触るイメージで、体の外から毎日なでてまっすぐにしてもらうよう伝えました。奥様自身は、気を動かしている手の感触があまりわからないと言われていましたが、ご主人の方は、気を動かされたときに、自分の体の中で気が動いていることを感じられて、奥様に気を動かしてもらうことで呼吸が楽になると仰っていました。

その結果、二週間後に来局されたときには、左の腹部の気の歪みはずいぶんまっすぐになっていました。それ以降も、左の腹部が歪むことは時々ありましたので、奥様に前のように気を動かしてもらうと良いと伝えました。でも、心不全の状態が落ち着いた現在は、「全くしてくれないよ」と、ご主人は笑いながら仰っています。

症例4　ことばの遅れがあった女の子

こちらは、「ことばが遅い」と親戚の看護師さんに言われ、心配したお母様に連れてこられた女の子の例です。初めてお会いしたのは二歳六か月の時でした。そのとき、女の子の顔色は土色がかっており、健康的な血色とは言えませんでした。また、お通じは硬くて、時折肛門が切れることがあったそうです。声は出ていますが、「ママ」以外のことばを私は聞いていませんでした。

お加持を毎回行ない気をめぐらせると、子どもは少し落ち着き、隣にいる母親は眠くなると仰っていました。ことばを話すためには、成長や発育の力の源である腎気を補う必要がありますが、消化器が弱い状態だったため、まずは消化器の力を補うことと気をめぐらせることのみとし、その後の様子をみていました。

そして、幼稚園に通う頃になり、刺激が増えたためか元気になってきたので、腎気を補う六味丸《ろくみがん》を、ヘソ下「関元《かんげん》」にイメージで入れるようにしました。しばらくしてから、ようやくことばがさまざまに話せるようになってきました。

お加持でできること

これらの症例のように、お加持は気を触って動かしています。健康な状態では気は滞りなくめぐっていますが、体の病気や心のダメージは気の流れを滞らせます。そんなときに、気をみて動かすお加持はひとつの助けになると考えます。

人は、生きている中でさまざまな試練に直面します。その試練に負けて自分を責めたり、それが原因で病気になったりすることもあります。そして、たとえ治すことが難しいと言われた病気でも、少しの気の調整で症状が改善したり、病気を治す道筋が見えてきたりすることもあります。

また、立ち止まってしまい前が見えなくなったときに、その人の気をめぐらせることで、その人が前を向くことができて、その結果、まわりにある助けが見つけられることもあります。例えば、そのときに聞いた話がヒントとなって、行き詰まった状況が変わったり、そのときに出会った人が、大きな道を開いてくれることがあります。

第2章　お加持のレッスン　自分の感覚を信じて

レッスン1　気を触ってみる

では、お加持でさっそく気を触ってみましょう。自分の肩でも腕でもお腹でも良いので、手のひらを外から体に向かって近づけてみてください。圧迫感を感じて、手が止まる場所があるはずです。それが、あなたの気がめぐっている場所です。

気はどこにも満ちていますが、その気が集まっていて、その密度の濃い場所、それがその人独自の気のエリアということです。そして、プールの水の中で流れがあるところに水圧を感じるように、あなたの手があなたのまわりの気の動きを感じているのです。「わからない」と言われる方もいらっしゃいますが、その人が手を体に近づけた様子をこちらから見ていると、動かした手はある場所でちゃんと止まっています。気のせいかなと感じるのは、実は気のせいではありません。

さて、自分の気のエリアがわかったら、次は他人の気のエリアも触ってみましょう。相手と向かい合って、頭から足に向かって気の表面をさーっと触ってみましょう。「あれ？　なんか手のひらがヘンな感じがする」と思った場所はありませんでしたか？　身近な人を実験台にして、人の気を感じる練習をしてみましょう。

ある場所で手が止まったり、つっかかる感じがしたり、重〜い感じがしたり、ピリッとした感じや熱い感じがするかもしれません。

何人もお加持でみていると、ひとりひとり手に伝わる気の感じが違っていますよね。気って、こんなにいろいろな感覚のあるものなのです。どうですか、ご自身にも気を感じるチカラがあるとご理解できましたか？

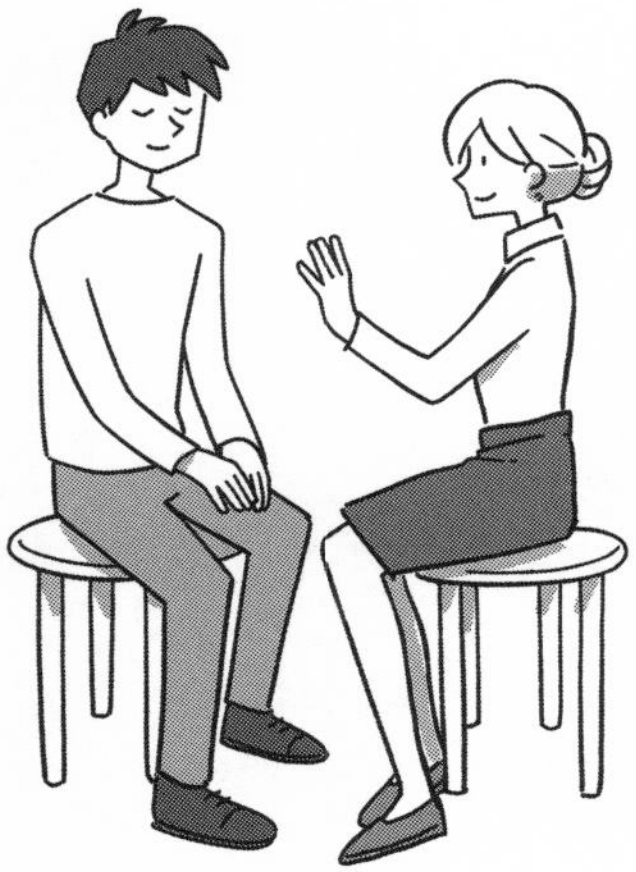

レッスン2　気をめぐらせてみましょう

気を感じることができたら、今度は気をめぐらせることをしてみましょう。お加持でしていることは気をめぐらせることだけと言っても過言ではありません。そのめぐらせ方にいろいろな方法があるのです。

では、手が止まったところで手をそのままじっと置いて、その場所の気をめぐらせるイメージをしてみましょう。お腹が冷たいのでしたら、その冷えてめぐらないお腹の気をめぐらせる感覚になってみてください。手のひらや指先がじ〜んとした感じになってきませんか？　あるいは、自分の手が、相手に引き寄せられるような感じになるかもしれません。感じ方は人それぞれですよ。自分の感覚を信じましょう。

私たちのまわりには気が満ちているので、そのまわりの気を集めて手が止まったところをめぐらせるイメージをしてください。もし、その人の気が足りない感じがするのなら、ドラゴンボールの元気玉のように、気を集めて足りないところに入れてみてもＯＫ

です。私たちの気のエリアを触ったときに感じたような圧迫感を手に感じれば、気は集まっています。また、「えいっ」という気合いとともに、その人のヘソ下あたりに気を放り込む方法もあります。ヘソ下は、人がエネルギーを蓄える場所なので、そこに気を入れておくと、人はその気を使って体をつくったりめぐらせたりすることができます。

その後、手のじ〜んとした感じが緩んだり、相手に引き寄せられる感じが弱まったりした場合は、その場所に気が満ちてめぐった証拠です。もう一度、お加持で頭から足に向かって気を感じてみましょう。今度は手が止まらなくなっていませんか？　あるいは、最初よりも手に感じる気の滞りが緩やかになっていませんか？　お加持をする前と比べて、体に何か変化を感じたかどうか、相手にも聞いてみましょう。

自分にお加持をする場合

相手をみるときのように、自分を前に持ってくる方が行ないやすいです。

例えば鏡を見るときのように、自分を前に持ってくるイメージで行ないます。

人をみるときには、その人の写真でみることができます。過去の写真であっても、現在の気の状態が表れています。

レッスン3　体や心はどうしたいのかな？

漢方医学の中には、「心身一如《しんしんいちにょ》」ということばがあります。心と体はつながっており、体を流れる気を整えることによって気分が良くなり、気分が良いと体を流れる気も整うということです。ここでは、体と心についてみていきましょう。体というものは、とても正直に心を表しています。「顔で笑って、心で泣いて」ということばがありますが、笑顔でごまかしても、お加持でみると泣いている気持ちは体に表れています。

目を閉じて、相手の気の状態をじっくり観察してみましょう。力強いエネルギーの気を感じるのか、虚ろな感じがするのか、軽やかな感じなのか、重い感じなのか。それだけでも、相手の心の状態がわかると思います。お加持をすることは、その人の心や体を知ることです。

例えば、初めての人と会うときなどは、不安だったり緊張したりしますね。こういうときは、気の流れが硬い感じであったり、気が喉や胸のあたりで滞って上の方にあったりすることが多いです。また、ショックなことがあったときは気が少なくなってしまうので、お加持でみると、気をあまり感じなかったり、気が上がらないので下の方で滞っていたりします。

そこで、不安を感じているときや苛立っているときは、落ち着かせるために、滞っている場所の気を下に下げます。また、気分が落ちているときは、気を上げるために、滞っている場所の気を上に上げます。

では、相手の気がどこで滞っているのかをみて、その場所の気を、相手の気持ちを推測しながら、手で上げたり下げたりしてみましょう。それだけでも、「なんだか少し、楽だわ～」と言われると思いますよ。

体に聞いてみる

苛立っているときは、
落ち着かせるために手を上から下に下げる。
気分が落ちているときは、
気を上げるために手を下から上に上げる。

気分を上げたいのか？
落ち着かせたいのか？

レッスン4　痛いの痛いの、飛んでいけ〜

今回は、体に入った良くない気を放るということをしてみましょう。私たちは子どもの頃、このようなことを母親などにしてもらったことがあると思います。そう、子ども

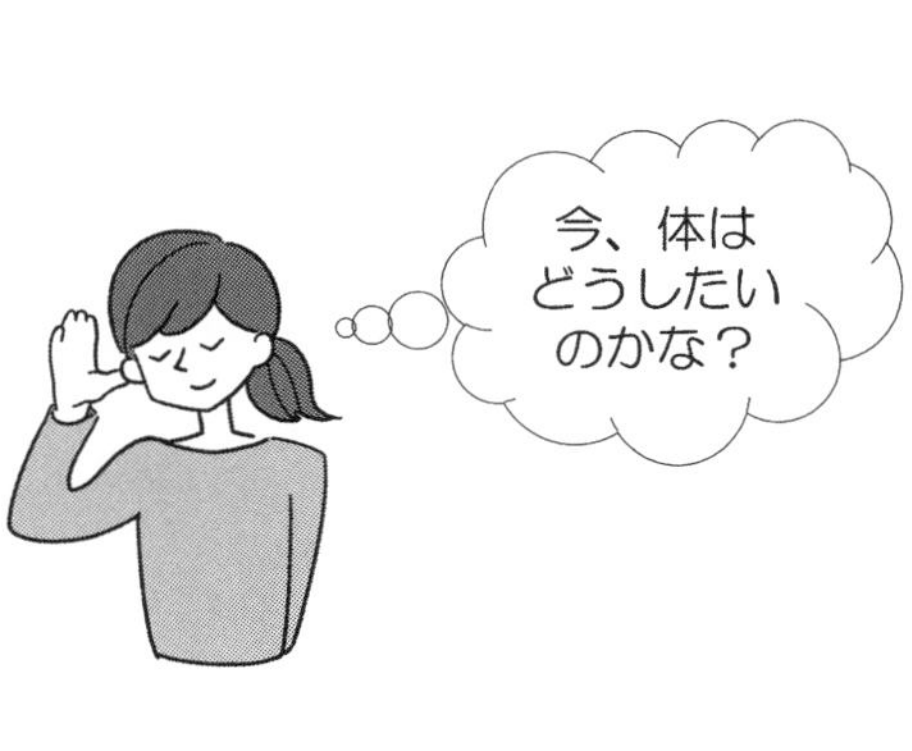

がケガをしたときに唱える「痛いの痛いの、飛んでいけ～」です。「ちちんぷいぷい」の後に続けることもあります。このおまじないは世界中にあって、アメリカでは、「Pain, pain go away, come again another day.（痛いの痛いのどこかへいけ。別の日に戻ってこい）」と言うそうです。

痛みには、ケガなどのさまざまな原因がありますが、痛みがあるところは共通して気が滞っています。そして「飛んでいけ～」と、下のイラストのようにその滞った気を放ることは効果がありま す。滞った気を放ることで、痛い場所の気の滞りが解消されて気がめぐり始めるのです。すると痛みは和らぎ、その間に人が持って生まれた体の力が、痛みの原因を治癒していきます。そして、ケガに限らず、体内にできた腫瘍のどんどん大きくなろうとする気を放ることも、まったく無意味ではありません。

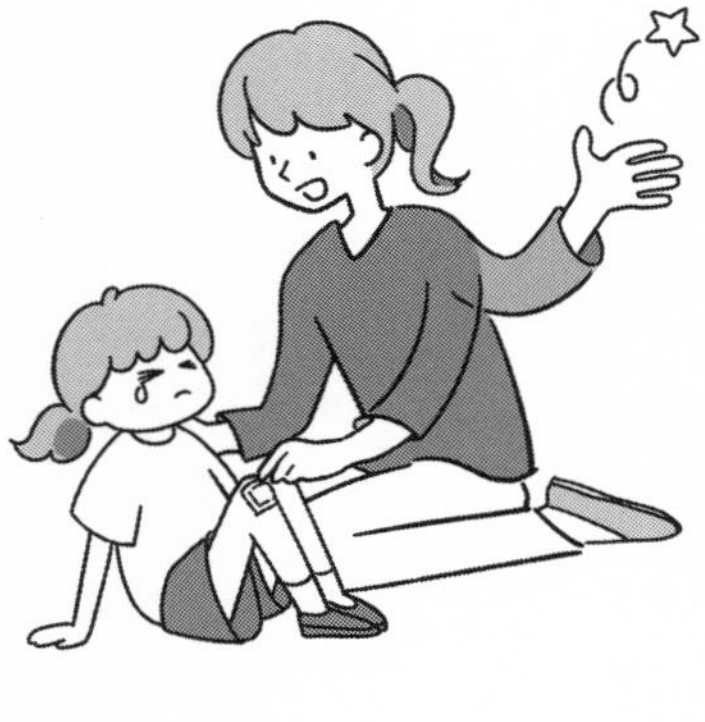

また、どこかに出かけて気分が悪くなったときに、その場所にめぐっている動きの悪い重い気の影響を受けていることも多々あります。そんなときは、その人からその重い気を抜くことで、体の内外に滞っていた気がめぐり始めて、気分を良くすることができます。また、心の問題で胸に気が詰まってしまったときでも、同じようにその気を抜くことで気が流れ始めます。

では実際に、相手の詰まった胸の気を抜いてみましょう。手で行なっても良いのですが、紙を使うと微妙な重さを感じやすいです。相手の前で、下から上にゆっくり、紙に力を預けながら持ち上げてみましょう。紙が重く感じて手が止まったところで、その紙に乗った重い気を、「飛んでいけ〜」と遠くに放ってください。これをしてもらった人は、重い気が抜けることで気がめぐり出し、体が軽くなっているはずですよ。

気功やヨガとの違いについて

お加持では、私たちの気のエリアを整えることで、病気の改善や運気を変えることをします。気功やヨガも、その呼吸法を利用して気のエリアを滞りなく整えます。

　では、気功やヨガと、お加持での気の整え方の違いは何でしょうか？

　私たちは時間や空間の制約の中で生活しています。気功やヨガは、この制約のある三次元の世界で気を操作します。

　一方お加持は、その制約のある世界を超えた領域にアクセスするため、距離や時間の概念が存在しません。遠くの人にお加持をすることも可能であり、また相手の不調がいつから始まったのか、時間を逆行させて確認することもできます。

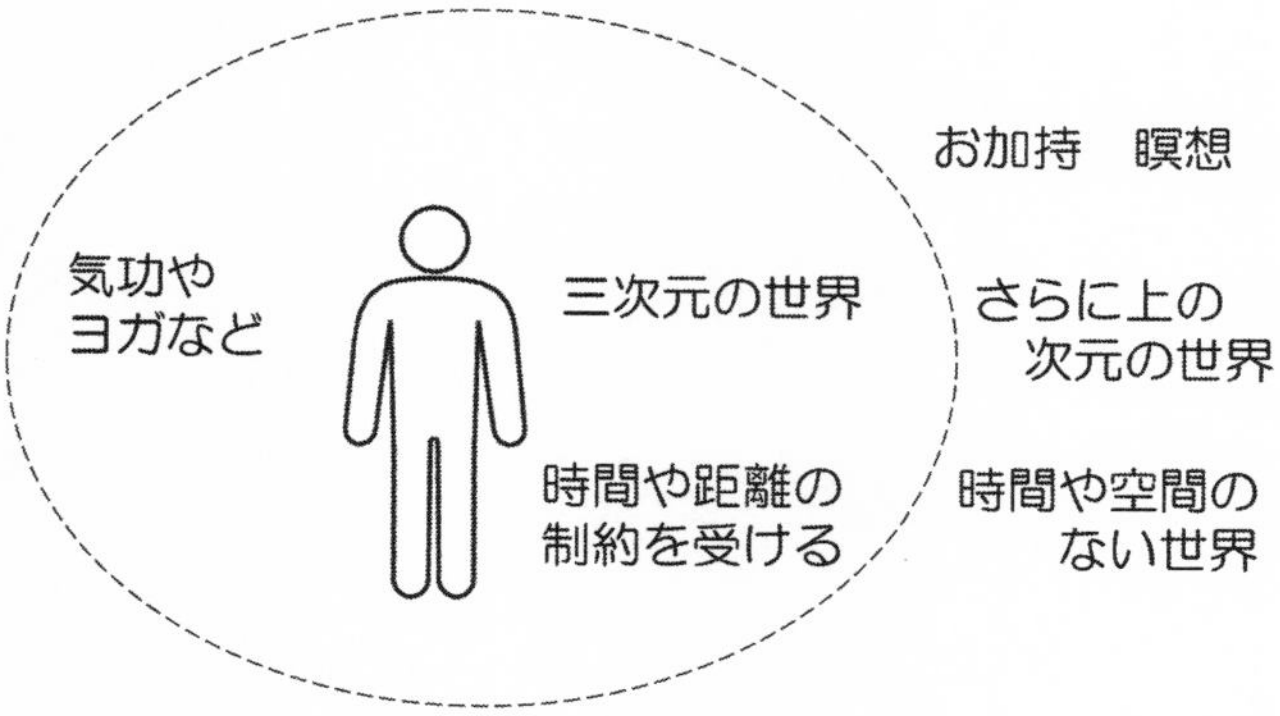

図３　気功やヨガと、お加持の違い。

レッスン5　ねじを巻く

お加持で体や心を動かす方法はさまざまありますが、今回はねじを巻くことに焦点を当てたいと思います。この方法には二つのアプローチがありますので、必要なときに試してみてください。

まず最初の方法は、体や人のまわりを動かすためにねじを巻くことです。緊張を欠いて弛緩している状態を「ねじが緩んでいる」と形容することがありますね。そのような場合には、時計回りにねじを巻くことで外部のエネルギーを引き込み、体や人のまわりに動きを出していきます。

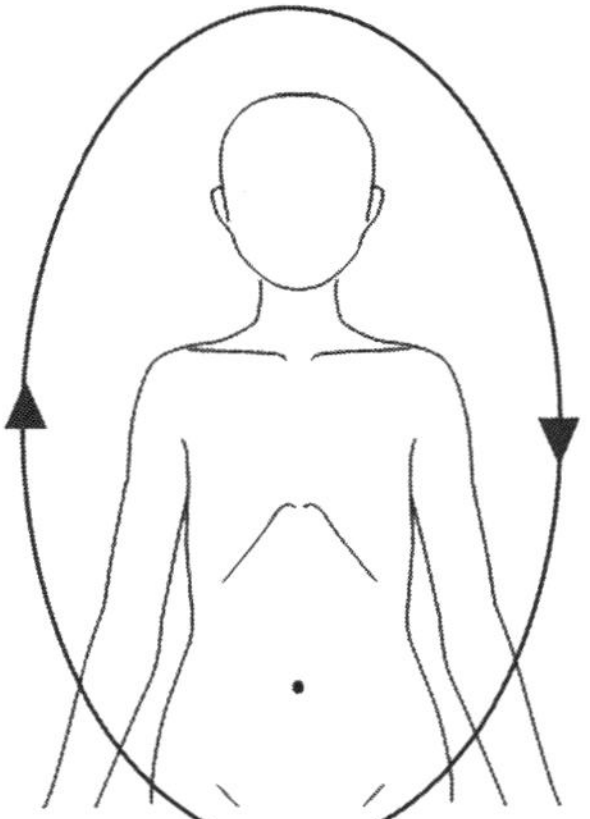

図４　体の気を動かしたいとき、時計回りにねじを巻く。

ところで、もともと体をめぐる大きな気の流れは、時計回りに回転しています。体の解剖図を見ると明らかですが、お腹の太い血管は右側に位置する腹部大静脈が上向きに流れ、左側には腹部大動脈が下向きに流れています。また大腸は、右側から上方へ進み、横行結腸を経て左側から下方へ向かいます。そのため、便秘の際には、お腹のマッサージを右から左に円を描くのが効果的ですね。

同様に、人のまわりの気も右から左に回転していますが、その流れが滞ってまわりの状況が進展しないことがありますね。もちろん、待つ必要があったり、まわりの準備が整っていなかったりすることもあります。でも、自分自身が進まなければならない状況で動けないと感じている場合には、まわりの回転を少しつけることで動き出すことができます。

では、お加持で人のまわりを時計回りにねじを巻いてみましょう。人の体をみる際と同様に、人をめぐる大きな流れがどこで滞っているかを見極め、滞っている場所の気をつかみながら、軽やかにくるりと巻いてください。そうすることで、人の体やまわりに回転が生まれ、動き出すきっかけをつかまえることができます。

そして、ねじを巻く方法の二つめです。ねじを巻いて体やまわりを動かす場合とは逆に、体の中に気をしっかりと蓄えたいときに巻きます。この場合は時計回りと逆方向に巻きます。私たちは、鍵やジャムの瓶を、時計と逆方向に回すと緩むことを知っていますが、この場合のねじは、特別な蓄積を目的としたねじとして意識してください。

私たちは、病気や心労などで体や心が完全に疲弊してしまった場合、静かにゆっくりと休息をとり、体力や気力を蓄えますよね。お加持でも、その人の気を適度に高めたり、気が落ち着くように調整することで、気の流れを整え回復を待つことがあります（＊1）。ただし、高齢で腎臓の気が不足していたり、疲労が体に相当なダメージを与えている場合には、外部の気を引き入れてその気を蓄えるこ

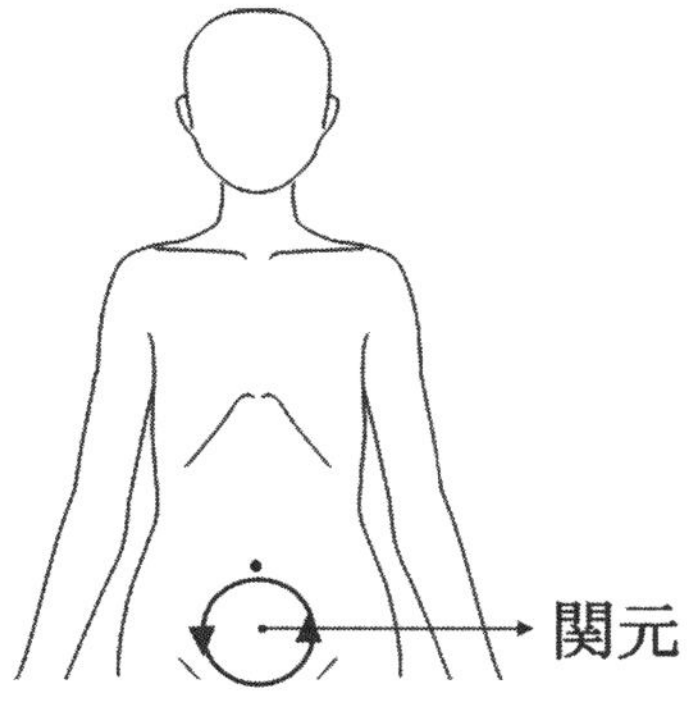

図5　体に気を蓄えたいとき、時計回りと逆方向にねじを巻く。

とが必要です。

その方法として、ヘソ下の「関元《かんげん》」というツボを使って時計回りとは逆方向にねじを巻きます。この場所に気を蓄えるためにねじを巻くことで、人は体を回復させることができます。では、ぜんまい仕掛けのお人形のように、親指と人差し指を使って、その場所にねじがあるかのように巻いてみましょう。このねじはしっかりと巻いてください。

＊1　第2章　レッスン6「内臓を触るイメージで　例えば肝臓」を参考

レッスン6　内臓を触るイメージで　例えば肝臓

先回までは、人の気を外から触ってみました。今回は、体の内部を直接触るイメージでなでることをしてみましょう。どこをなでるのかというと、気の流れが滞っている内臓です。

ここでは肝臓をなでてみます。肝臓は、体内のお腹の右上に位置し、代謝や解毒といったとても重要な役割を果たしています。そして、すべての内臓は心のはたらきと深くつながっているのですが、肝臓は、その状態によって気力低下やイライラが表れることがあります。

また、小さな子どもは、さまざまな刺激を受け取り処理する能力がまだ不十分です。そのため、日中に受ける刺激が多すぎると、消化器や肝臓に影響が及ぶことがあります。

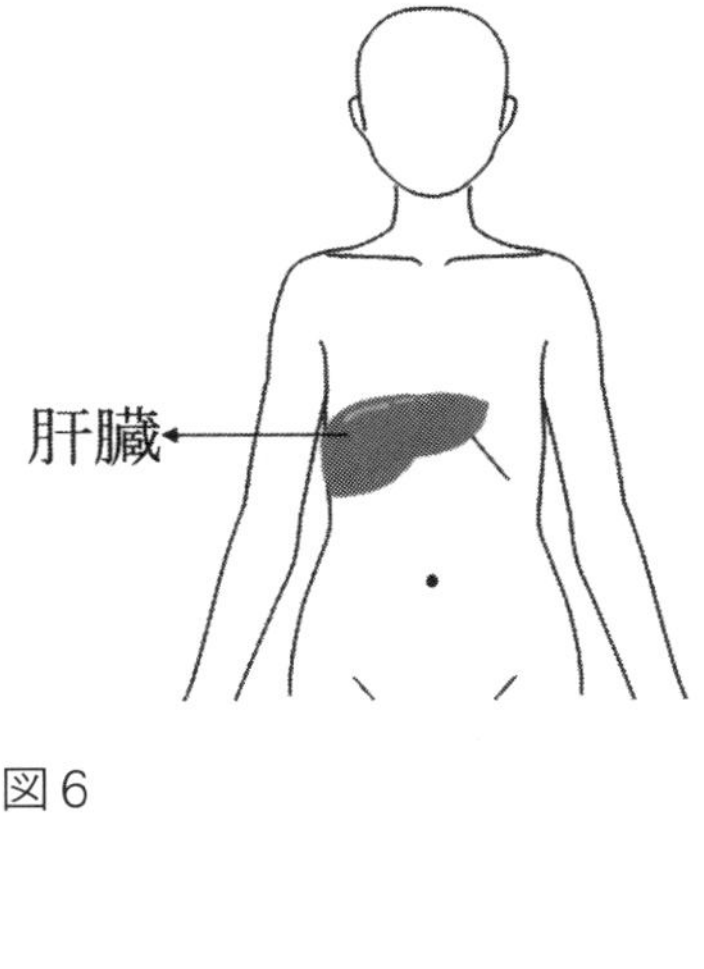

図6

では、実際にお加持で肝臓をなでてみましょう。肝臓の大まかな形が分かれば問題ありません。目を閉じて、自分やご家族の肝臓をイメージし、体の内部に手を入れる感覚で行ないます。肝臓の前側と後ろ側の両方をなでて、手が止まるところがあれば、そこをより丁寧になでてみましょう。肝臓をなでることにより気がめぐり、肝臓の代謝を促進し、それによって体全体の代謝を高めることができます。

また、心の問題で高ぶった肝をなだめますので、ストレスの多い現代では、多くの方に効果のある方法だと思います。ストレスの多いお仕事で、体を悪くされたある患者さんに、お加持で毎回肝臓をなでることをしていましたが、その方はお加持によって気分が安らぎ眠くなるようで、「家に来て、毎晩眠る前にお加持をしてほしいくらいだ」と言われていました。

肝臓をなでるのは、現在怒っている状態を収めるというよりも、怒りすぎて疲れた肝臓をなでることでいたわってあげるというイメージです。今現在の怒りを収めるには、もっと強い力で気を下げる必要があります（＊2）。

＊2　第3章 レッスン1「腹が立ったとき」を参考

レッスン7　背骨を触るイメージで

先に、健康な状態だと気は滞りなくめぐっていることをお伝えしました。気は上から下に、下から上に、その他さまざまな方向にめぐって回転しています。そして、それがうまくめぐるためには、体がまっすぐになっていることが大切です。

ところで、次のような話を聞きました。ある人が、ひどいアトピー性皮膚炎を発症している人たちを、背骨の矯正をすることで、わずか三か月で治しているのだそうです。また、他のある人は、子どもの落ち着きのなさや他のさまざまな症状を、仙骨の気を整えることで改善させているそうです。その人のところには、話を聞いた人たちが行列をつくって訪れているようです。

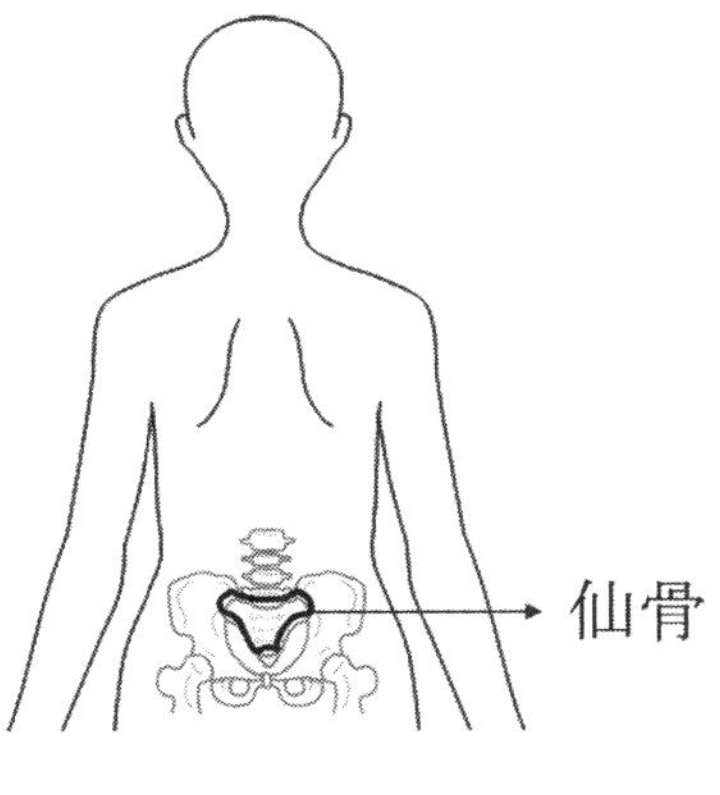

図7

背骨を矯正してまっすぐにすることは、病気を治すうえでとても効果的な方法です。背骨に歪みがあると、その歪んだ場所に滞りが生じ、気が下にめぐらなくなるため、体の気の上下の循環が妨げられると考えられるからです。また、仙骨はヘソ下関元の裏側に位置し、仙骨の気がまっすぐに整っていないと、成長や発育の力の源である腎気がしっかり働かないのだと考えられます。

では、背骨の気をまっすぐに通すことが大切だと理解できたところで、お加持でそれを行なってみましょう。まず、相手に後ろ向きになってもらい、相手の背骨を首から腰まで上から下に触れるイメージでなでてみましょう。手はどこで止まりましたか？　手が首の骨で止まった場合、それは首に気の滞りがあることを示しています。また、胸や腰の骨のあたりで止

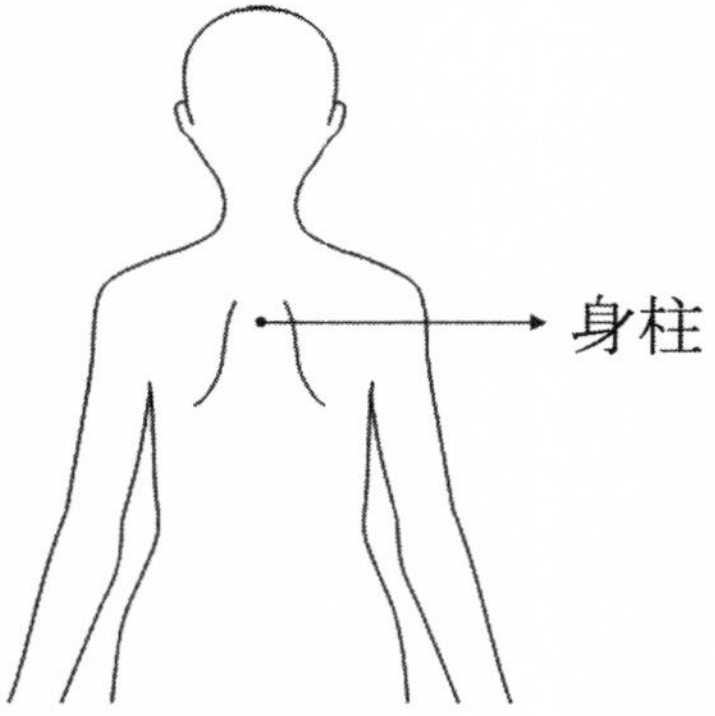

図8

まった場合は、それぞれの部位に気の滞りがあることを意味します。そして、背骨の気の滞りがひどい場合は、体のどこかに、何かの症状が表れているかもしれません。

私たちには背骨を矯正することはできないかもしれませんが、日常的に背骨を流れる気をまっすぐに通すイメージでなでることによって、背骨をまっすぐにしやすくできると考えます。また、気のめぐりが悪くなっている背骨の箇所の気をめぐらせることで、相手の気分が良くなることを実感することもあります。

ところで、背骨のうなじの下には、「身柱《しんちゅう》」というツボがあります。その名前の意味は身体の柱で、これはとても重要な箇所です。昔から、身柱に灸をすると子どもが丈夫になると言われています。私は、先の仙骨とこの身柱を、お加持で触るイメージでなでることはとても効果的だと感じています。

レッスン8　家の中の浄化をしましょう

　ここまでのレッスンでは、おもに人の気を感じて動かすことをご説明してきましたが、今度はもう少し外の気を感じてみましょう。その前にこのお話を聞いてください。

　ある男性が、毎月必ずお詣りに出かけていた神社がありました。そこは境内に入ると、いつもすがすがしい気分になる神社でした。ところが、あるときからそのすがすがしさがなくなっていたことに気づいたそうです。ある日、その神社の手水鉢のところで見知らぬお婆さんが、「私は何十年もここのタオルを取り替えてきたけど、もうしない！」と、腹立ちながら彼に言いました。それで、彼は神社のお世話をする人たちの中に内輪もめがあるんだな〜と知ったそうです。

　神社は、祓い詞が絶えず奏上されて、邪気が祓われている場所です。でも、すがすがしくさせているのはそれだけではありません。神社のお世話をする人たちの気も、そのようなすがすがしさをつくり出しているのです。ですから、和気あいあいとした雰囲気の中にあるのか、もめごとがある状態なのか、そういったものが神社の雰囲気に表れるようです。

そして、これは家庭の中も同じです。自分たちが気づかなくても、訪れたお客さんは、あなたの家の中に一歩足を踏み入れただけで、その雰囲気を感じますよ。また、ある奥さんからこんな話を聞きました。彼女は、あるときに自分の感情を抑える場がなくて、家の床に物を投げて気分を収めたのだそうです。それで、平常な気持ちに戻った奥さんのもとにご主人が帰宅して、思わぬ場所でつまずいて転びそうになりました。それを見ていた奥さんは、「私のせいかも?」と思いました。激しい気持ちで物を床に投げつけていた、その気が残っていたのです。こんなときは、家の中の気のお掃除をしないといけませんね。

では、ご自身の家の中の気を、お加持でみてみましょう。手を天井に向かってまっすぐに上げて、その手を動かして空気を感じてみてください。人の体で感じたときと同じように、気が滞りなく流れているときは、手にはすっきりした感じを受けるはずです。

もし、どんよりとした重さを感じるのなら、振動を与えることで気の流れを変えてみましょう。そのためには、音の波動を与えることが効果的です。

神社では、祓詞を読み、鈴を鳴らしながら神楽で舞うことなどで邪気を祓います。私たちも祓詞を読んで祓うこともできますが、今回は鈴を振ることで気の流れを変えてみることにします。鈴は、風鈴のようなものが良いですよ。気が淀んでいると、鈴は澄んだ音色で鳴りません。でも気の流れが良くなると、不思議！　鈴は最初に振ったときとは違って、澄んだ音色に変わっていますよ。

レッスン9　家の中の気をみる

「私に何か悪い気がついてない？」と、患者さんに聞かれることが時々あります。「何も悪い気はついてないですよ」と答えることが多いのですが、たまに「そうですね、どこかへ行かれましたか？」と尋ねることもあります。おそらく、その場所で動きの悪い重い気を拾われたのでしょう。そういうときには、紙で良くない気を祓う方法（＊3）を使います。

＊3　第2章 レッスン4「痛いの痛いの、飛んでいけ〜」を参考

私たちにとって、このような良くない気が体の内外に入ってくることは日常茶飯事で、入ってしまっても、知らず知らずのうちにその良くない気を外に出しています。また、気分の悪い相手（相手が自覚していなくても）と電話で何気ない話をするだけでも、良くない気を受けてしまうこともあります。何か嫌な感じがしたと思うときは、そういう状況かもしれません。

ところで、良くない気が体の中に入ったままだと、体をめぐる気が動かなくなって調子が悪くなることがあります。ある奥さんが悪性腫瘍を患い、化学療法のために病院に通っていました。私は、遠隔でお加持を行なうことで、彼女の不調を緩和しようとしましたが、彼女の気にアプローチしても手ごたえを感じず、気が動く感じがしませんでした。彼女から、少し楽になると言われたためお加持を続けていましたが、数回行なって

もいつもそんな状態で、どうしようかと悩んでいました。そんなとき、今度はご主人が病気になって手術をすることになってしまいました。

これは、「家の中に良くない気がいっぱいある！」と感じました。お加持で紙に載せてその気を祓う方法もありましたが、こんなときは、神職が唱える大祓《おおはらえ》の詞《ことば》を唱えることが良いと考えました。そこで、私は彼女に、毎日家の中で大祓の詞を唱えるようにお願いしました。でも、この長い大祓の詞を唱えることは難しかったようで、彼女は毎日音声で流すようにされていました。それでもその後、私は彼女のお加持に手ごたえを感じるようになり、しばらくしてご夫婦は、病院に通いながらも元気を取り戻しました。

このように、人や家の中に余分な気がいっぱいあると、お加持で気を動かすことができない場合があります。それを毎日の祓い詞で祓うことで、人や家の中の滞った動かない気が流れるようになります。

また、家の中の気が動かない原因はさまざまですが、日常的なことでは、例えば、家の中に物がたくさんあって片付けられていなかったり、掃除が不十分だったり、窓を開けて風を通していなかったりすることなどが挙げられます。家の中の気が滞っていると感じたときには、まず家の中をすっきりさせることをお勧めします。

それでは、ご自身の家の中の気の流れをみてみましょう。まず、紙に家の間取りを書き、人のまわりにある気を触るように、紙の上を触ってみましょう。どの場所で気が滞っていましたか？　普段から、なんとなく気が重く感じている場所と一致していませんでしたか？　そんなときには、窓を塞いでいるものを取り除くなど、些細なことでも気が流れることがよくあります。

このような感じで、お加持では気をみて動かしていきます。それでは、次の章に進んでみましょう。

第3章　お加持のレッスン　東洋医学の経絡《けいらく》を利用して

ここでは、主に東洋医学の経絡を利用したお加持の方法をご紹介していきます。私は、ふだん経絡人形というものを利用してお加持をしており、この人形には、東洋医学の経絡とそのツボが全身に描かれています。

経絡は、体の内外にある気の通り道です。それぞれの経絡に気が正常に流れていると、それに対応した内臓も正常に動きます。例えば、経絡には心経や肺経、大腸経などという名前がつけられていますが、その経絡を動かすことによってそれぞれの内臓を動かします。そして、経絡上にあるツボは、その中で効果的に内臓を動かす点です。

相手を目の前にしてお加持を行なう場合も、遠く離れた人のお加持を行なう場合も、経絡人形を使って、相手（自分の場合も）をその人形に見立てて、気の滞っている場所に針を打つなどの方法を用います。私は、この場合に使用する針は、裁縫に使う縫い針を使用していますが、待ち針でも構いません。また、お加持をする場合には経絡人形が必ずしも必要なわけではなく、ご自身のお加持をされる際には、ツボの場所を指で押さえても効果があります。

ではここで、私がお加持をする上で守った方が良いと思うことを記します。

お加持をする上で守った方が良いこと

【その1　お加持をする相手】

・基本的には、ご自身のお子さんやご主人様など、ご家族の方に限って行なうこと。

・お加持をご家族以外の相手に行なう場合は、たとえお友達でも必ず相手に了解を得てから行なうこと。

（理由）勝手に自分のまわりを触られたら嫌ですよね。

【その2　お加持をするときのご自身の体調】

・十分な体力のあるときに行なうこと。

（理由）お加持は、相手の気の影響を少なからず受けます。そして、気のエネルギーは、高い方から低い方に流れます。ご自身に十分な気がめぐっていて、常に新しい気の出入りがあるときはお加持をしても問題はないと思いますが、そうではないとき、例えば体調が悪いときや気分的にすぐれないときなどに相手にお加持を行なうと、自分の気を消耗することがあります。ご注意ください。

【その３　お加持をするときの心の持ち方】

・相手の気の状態を良くするためにも、自分を疲弊させないためにも、心を前向きに保つこと。

（理由）自分の心が後ろ向きだと、まわりの気をうまく利用できません。

レッスン1　腹が立ったとき

先に、気が滞りなくめぐるためには、体が歪まずにまっすぐになっていることが大切だとお伝えしました。これができれば体や心は健康なのですが、それがなかなか難しいのです。なぜかと言うと、体がまっすぐにならない心の要因があるからです。そのひとつに腹立ちがあります。

生きていると、受け入れられない思いや、腹立ちが収まらないことって山ほどありますよね。そんな思いの原因は外から入ってきて、その気は、人の中で収まりがきかずに体を歪め続けてしまうことがあります。ことばというものは、よくその状態を表しているもので、「頭に来る」は、興奮して頭に気が上がっている状態ですし、「腹が立つ」は、実際に触ってみるとわかるのですが、左の腹直筋が緊張して突っ張ったような状態になっています。

では、なぜ腹が立つとそのような状態になるのでしょうか。先の第2章　レッスン5

「ねじを巻く」で、体の大きな気の流れは、時計回りに右から上がって左から下がるとお伝えしましたが、腹が立つと左から気が下がりにくくなるのです。すると、左の腹が突っ張ってきます。当然、体は呼吸をするときに左だけ胸が広がりにくくなりますので、その代わりに左肩が上がり、ときにはこの左右のずれによって、腰骨が歪んで腰痛になることもあります。私は普段患者さんを拝見していて、腰痛の多くはこの腹立ちからくる体の歪みが原因ではないかと思います。

そして、腹が立ったままでいると体の不調にとどまらず、家族などのまわりの人に感情的に当たってしまうことがありますね。自分が相手を不快にしておきながら、相手の不快な顔を見て、自分がさらに不快を感じてしまう悪循環に陥ります。また、落ち着きのない精神状態は、まわりの状況を見る余裕をもたないため、自分に何らかのチャンスがめぐって来ても、拾い損なってしまうことだって考えられます。

気持ちを収めることはなかなかできませんが、体を収めることで気持ちを和らげることはできると思います。ご自身でしたら、実際に左の腹直筋を触ることで、その突っ張りを緩めましょう。左の腹部に手を置いて、その手の指先が脈打つように感じられたら、その辺りに詰まっている気が流れている証拠です。これをすることで、体が温かくなると言われる方もいらっしゃいます。

では、それを東洋医学の経路を利用してお加持でしてみましょう。図9に示されている足小腸胆経《あししょうようたんけい》は、イライラすると滞る経絡です。そして、胆がすわって、何とかなるだろうと思うことができたら滞らなくなります。胆経を大まかに上から下に触って、手が滞る場所を探してみましょう。滞りがあったら、その場所の気を手で流してください。肩にあるツボ「肩井《けんせい》」や、横隔膜あたりの「日月《にちげつ》」、足の第四指の「足竅陰《あしきょういん》」などは、経絡人形を針で刺激すると効果的な場所です。また、胆のうを直接触るイメージで、気の滞りや重さを感じるところがあったらなでてみてください。左のお腹の突っ張りが緩んで、横隔膜も柔らかくなり、呼吸が楽になってきませんか？ そして、同時にイライラも少し収まってきていると思いませんか？

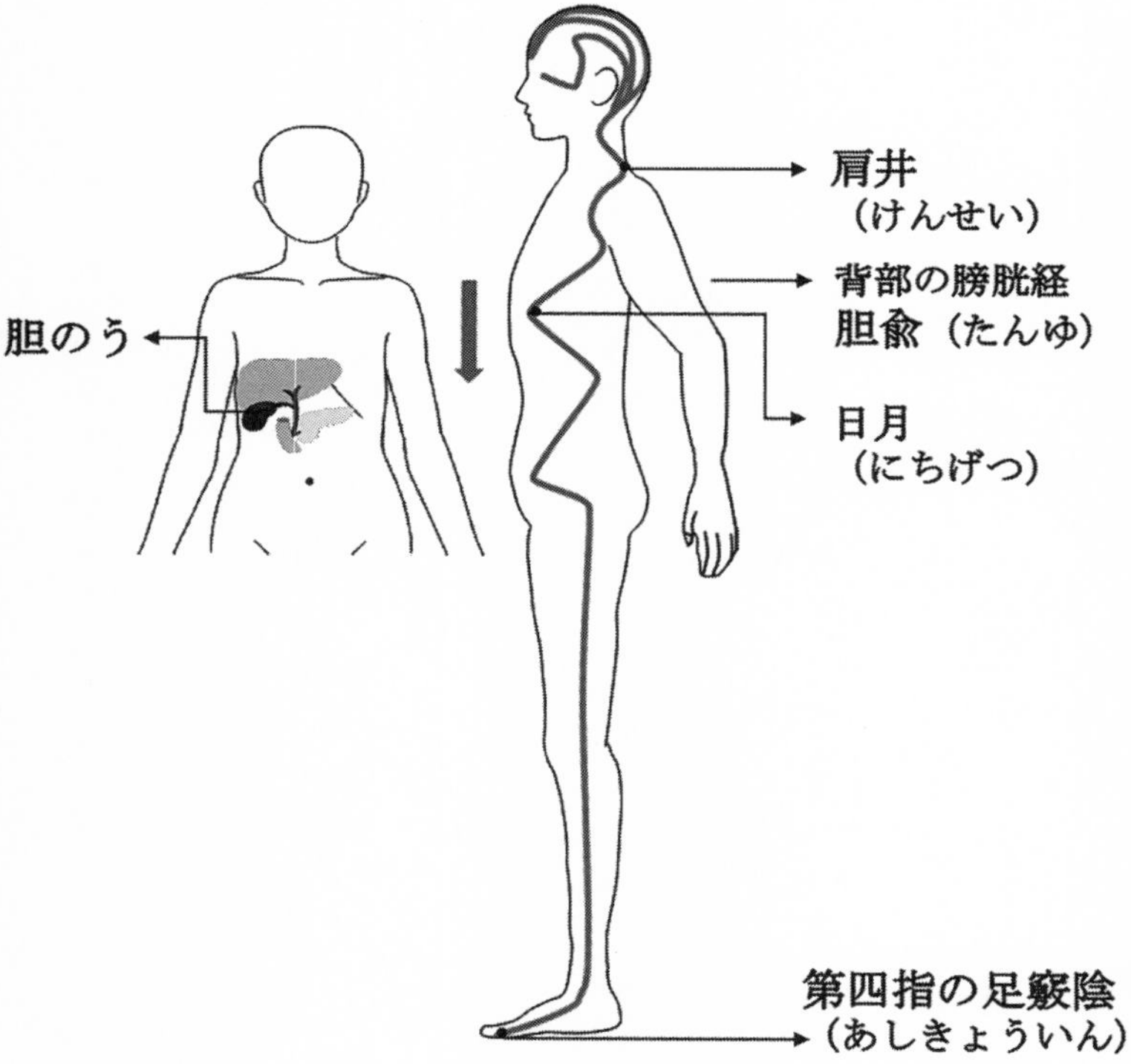

図9　イライラを収める、
心身を調和させる経絡　足小陽胆経《あししょうようたんけい》

レッスン2　気が落ち込んだとき

今回は、レッスン1「腹が立ったとき」に続いて、これも体がまっすぐにならない心の要因である、気が落ち込んだときについてお話しします。

腹立ちほどひどく歪むことは少ないですが、落ち込みが深い場合は、体全体の気が低下して気を十分に持ち上げることができないので、左の脾経が上がらず左の腹直筋が力なく緩み、腹立ちとは逆の左肩が下がる体の歪み方をします。

誰かにショックなことを言われたり、長年頑張ってきたことがうまくいかなかったりすると、気持ちががっくり落ち込んでしまうことってありますよね。日常のことをする気力もなくて、時が癒やしてくれるのを待つしかない場合もあります。でも、少しでも気持ちを軽くすることができるのなら何とかしたいです。

では、図10の足太陰脾経《あしたいいんひけい》を見てください。この経絡は、気を上げる経絡のひとつで、食欲が落ちていたり元気がなかったりするときに滞っています。もし脾経が滞っている場合は、その滞っている場所の気を上げてみましょう。気を上げるときのコツは、気を触りながら下から上に向かって上げてみることです。

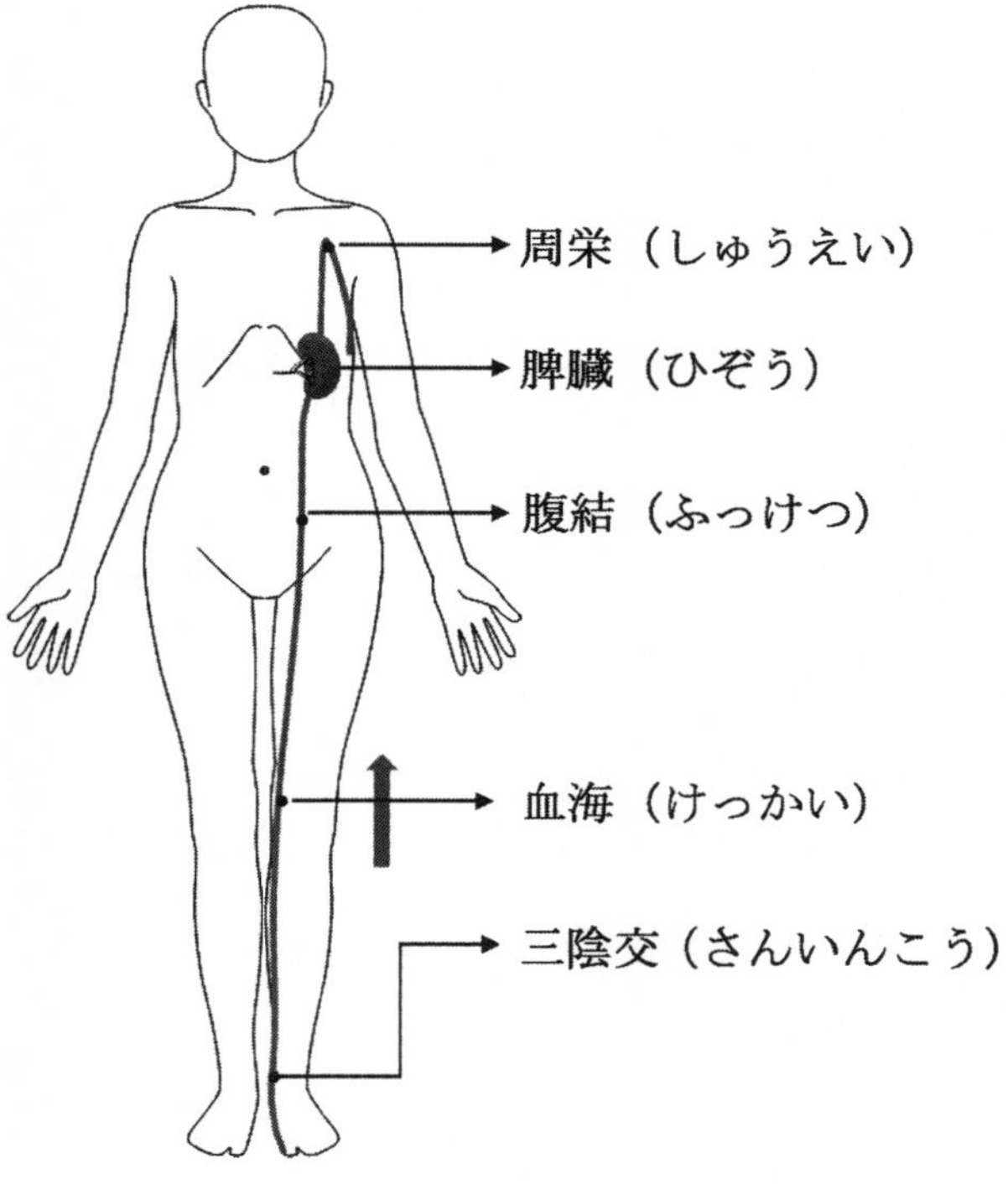

図10　消化器のはたらきを高める、
気分を上げる経絡　足太陰《あしたいいん》脾《ひ》経《けい》

脾経は、足の親指から始まり、お灸をすることで知られている足首の内側の「三陰《さんいん》交《こう》」を通り、お腹を通って鎖骨の下あたりの「周栄《しゅうえい》」まで上行しています。気が落ち込んでいる人は、この上向きの流れが滞っているため、それを助けてあげると良いです。脾経の中で、私がまずお勧めするツボは、「周栄」です。ここを押さえて刺激すると気が上がってくるので、よく患者さんに、ご自身で押さえてもらうようアドバイスをする場所です。押すと、「イタ気持ちいい〜」と言われる方が多く、後で少し気が上がったと感じることが多いようです。

そして、三陰交は、気を上げる経絡が三本集まっている効果的な箇所です。その他にも、ひざの上内側の「血海《けっかい》」やお腹の「腹結《ふっけつ》」などからも気を上げると良いでしょう。気を上げるために経絡人形に針を打つ場合は、下から上に向かって打つようにします。このとき、気を上げるという意識を持って入れることが大切です。なぜなら、脾経の気が上がり過ぎているのを抑えたいときには、上から下に向かって針を打つからです。針を打つときの意識と針の向きには注意しましょう。

ところで、足が冷えたりつったりしたときに、足湯をする方法があります。足湯をすると体が温まりますね。湯の温かさにより、足から気が上がってお腹も温まります。気の流れが良くなるだけではなく、体の中の水や血液も温まります。気がめぐらないと体は冷えてしまいますし、ときには食欲も落ちてしまいます。

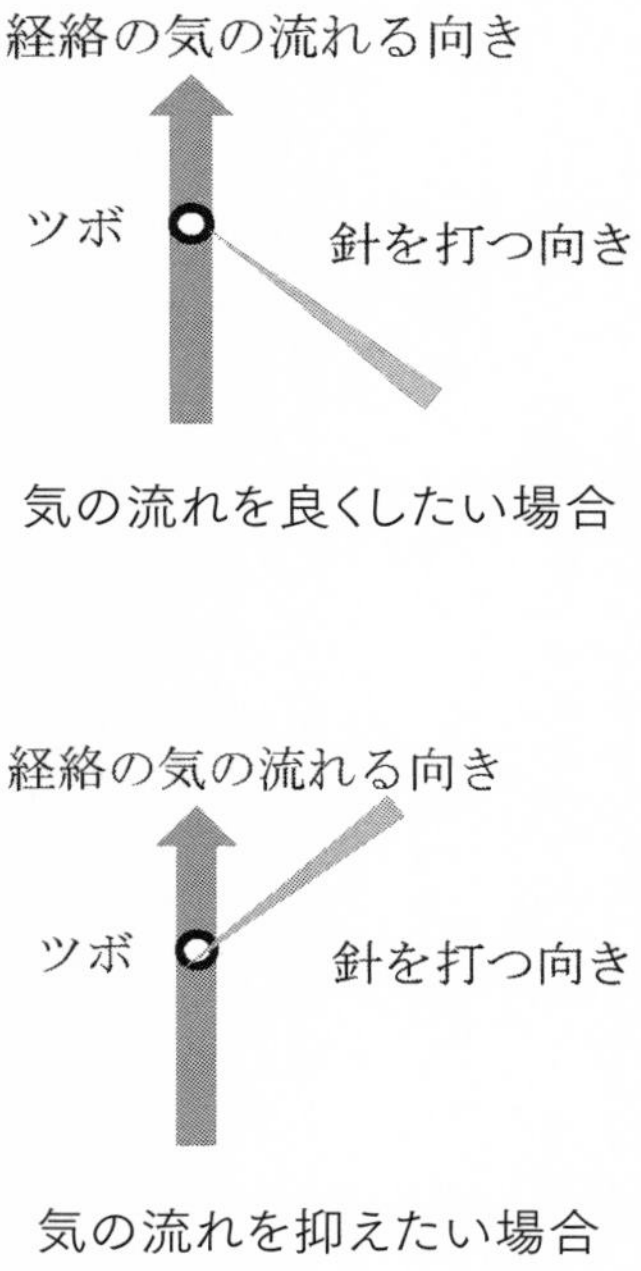

図11　針を打つ向き

レッスン3　胃の気を降ろす

皆さん、食べ過ぎたり気分的な鬱状態で、胃が重く感じたり痛かったりすることってありますよね？　今回は、そんなときの気の降ろし方をご紹介します。

まず、お加持でどこが滞っているかをみてみましょう。図12の足陽明胃経《あしようめいいけい》を見てください。胃の経絡は、頭から足の第二指まで上から下に向かって流れています。胃経をイメージして、大まかに上から下に気を触って、手が滞る場所を探してみましょう。滞りがあれば、その場所の気を手で流してみてください。

その際にポイントとなるツボは、左の「乳中《にゅうちゅう》」や右の「水道《すいどう》」、「足三里《あしさんり》」です。経絡人形の、これらのツボを針で刺激すると効果的に気が下がります。また、背中にある膀胱経の「胃兪《いゆ》」もチェックしてみましょう。その場所に気が滞っている場合も、胃経の気の動きが悪いときです。滞っていた胃経が通ると、胃や腸が動き出し空腹感が出てきます。また、げっぷが出ることもあり、そうすると胃が動き出すので、頭も軽くなり

「頭が重かったんだ〜」と気づくこともあるでしょう。

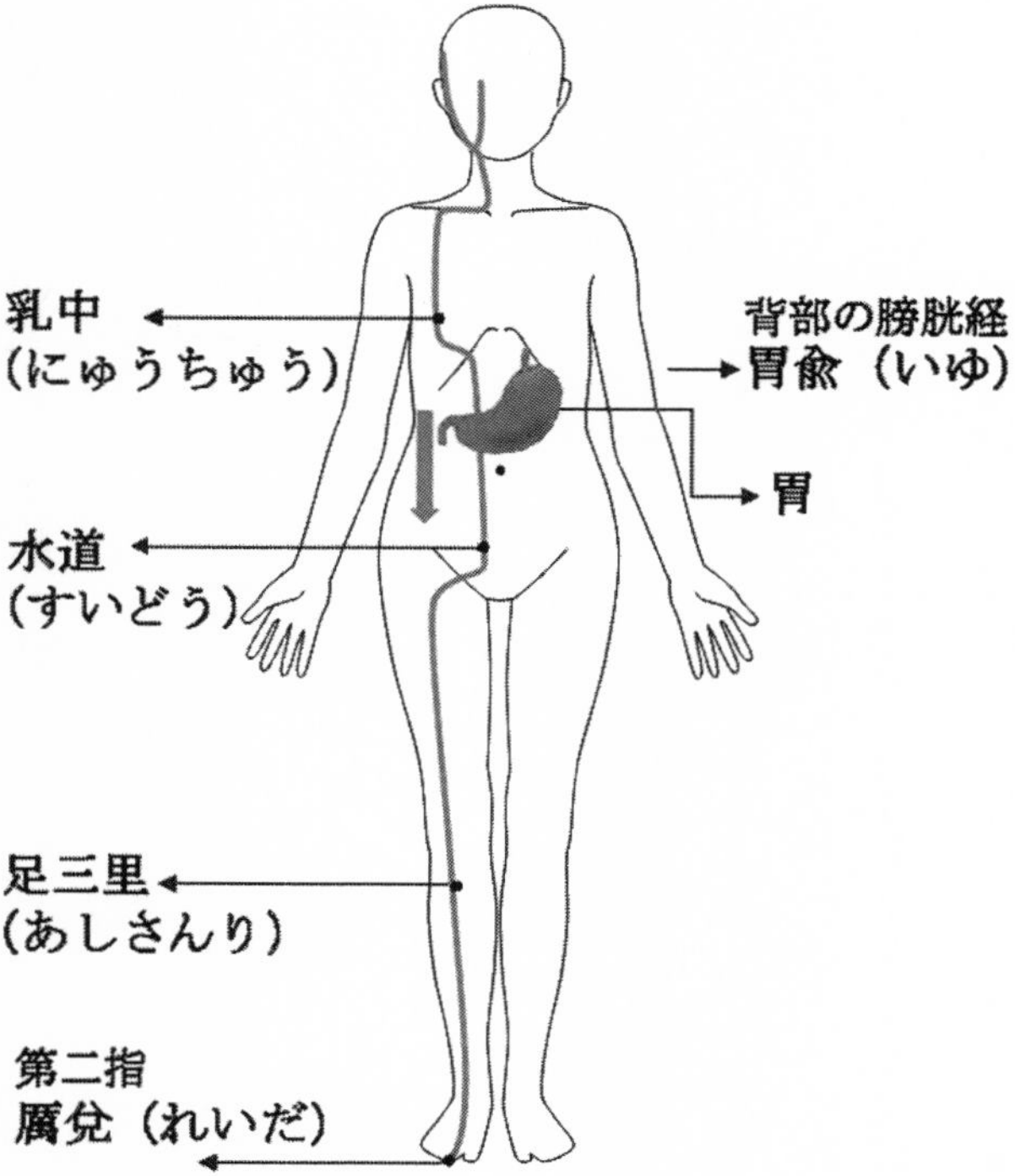

図12　胃を動かす経絡　足陽明《あしようめい》胃《い》経《けい》

ただ、胃のあたりや胃経が滞っているからといって、簡単に胃を下げようとするのはちょっと待ってくださいね。降ろしてはいけない場合もあります。それは、心臓や肺が弱っているときです。そのような場合、私たちの体はそこに気を集めるために、上から下へ気を降ろすのをあえて抑えています。その結果、体の中心にある胃の付近では気が滞りやすく、場合によっては胸苦しさを感じることがあるかもしれません。

そんなときは、心臓をなでるイメージで気を補います。気が上がって心臓や肺に十分な気がめぐったら、自然に胃の気が流れて胃の重さが軽くなることがあります。私たちの体は、気が流れることで他の内臓に負担がかかる場合、自ら気を止めて賢く調整をしているので、私たちもお加持をするときは、上手に手助けをする必要がありますね。

胃や胃経を下げるときに気をつけること

心臓や肺が弱っていると感じるときや

かぜをひいているとき、体がだるいときは気を下げないこと。

レッスン4　皮膚をなでる、スキンシップ

私たちは、うれしいことや楽しいことがあって喜び合いたいときには、手を握り合ったり抱き合ったりします。また、赤ちゃんが泣き出したら、まず抱き寄せてあやしますし、傷ついた人を心から慰めたいと思ったときは、そっと肩をなでたりすることもありますね。では、なぜこのようなことをするのでしょう。

最近の科学では、皮膚の一番外側にある表皮は、脳や神経と同じルーツを持ち、表皮にも脳に似た機能が内包されていることがわかってきています。また、赤ちゃんの成長

や発育にとって、肌と肌を介したコミュニケーションがとても大切であるということはさまざまなところで語られています。皮膚に触れたり皮膚をなでたりすることは、単なる接触以上の意味がありそうですね。

そして、代替医療であるマッサージは、人の手で相手の皮膚を触ります。これは、マッサージ機を使うよりも、自分自身でマッサージするよりも、やはり相性の良い相手の手でしてもらう方が、心や体が癒やされて気がめぐります。知り合いのエステティシャンは、「うちにオイルマッサージに通われているお客さんは、誰一人新型コロナにかかっていない」と、新型コロナ感染症が猛威を振るっていた頃に仰っていました。皮膚を手で直接マッサージすると、体のまわりの気がめぐり抵抗力が高まります。

ところで、お加持では人のまわりの気を触ることをしますが、これは直接ではないにしろ皮膚に触れています。これって、疑似スキンシップと言えますね。また、お加持の場合は、相手の体のまわりの気だけではなく、体の内部の気にも触れることができますので、体の内外の気を整えることになります。すると、バラバラになっていたかもしれない体と心がつながり、安心感と癒やしが生まれます。

また、お加持を行なっていて、どこで気が滞っているかをみようとする、それだけで相手が楽になることがあります。皮膚のまわりの気を触ることで気がめぐるのですね。そして、特に背中には、すべての内臓のツボが並んでいますので、背中のまわりの気を触ることは、すべての内臓に触れることになります。

それでは皆さん、お加持で相手の皮膚のまわりを触って気をめぐらせてみましょう。まず、相手の体の正面の気をめぐらせてみてください。そして、今度は背中の気をめぐらせてみましょう。背中の気をめぐらせているときに、手がどこかの内臓のツボで止まったら、その内臓自体が滞っていることになりますので、その箇所を針で刺激することは効果的です。ツボには内臓の名前が書かれているので、これはとてもわかりやすいですね。また、先にお伝えした方法でその内臓を触ってみること（＊4）もできますよ。

＊4　第2章 レッスン6「内臓を触るイメージで　例えば肝臓」を参考

レッスン5　美しく瞑想をする

ここまでのレッスンで、腹が立ったり落ち込んだりしたときに気が滞ること、そして、滞ると体に何らかの不調を起こすこと、また、体に不調が起きている場合に、あえて気の流れを止めていることもあるなどのお話をしました。

今回のレッスンでは、腹立ちや落ち込み、不安といった意識や、体の不調を感じる意識を、静かに観察するということをしてみます。それは瞑想です。瞑想は特別なことではありません。自然な状態に自分を導くことです。頭の中をめぐるさまざまな考えや、心にわきあがる感情をただ観察する状態になれば、それらに妨げられることなく、気は体のまわりを自然にめぐっていきます。

瞑想は、できれば静かな場所で目を閉じ、深い呼吸を心がけながら背筋を伸ばして座ります。瞑想をしている姿を自分で見ることはできませんが、そのときに気がめぐっていると、おそらくとても美しい姿になっていると思います。

私たちは、苦手なことをするときや、新しい場所に出かけるときなどは、どうしても緊張して体が硬くなりがちです。でも、瞑想をしてから出かけると、体の硬さをさほど意識しなかったり、自分のまわりの流れがなんとなくスムーズだと気づくことがあると思います。また、気が体のまわりを滞りなくめぐっていると、外の状況を瞬時に察知することができ、何かあったときには、意識するよりも前に危険を回避することができます。

また私たちは、何度も繰り返す行動は、意識しなくても自動的に行なうことができます。そして、そのときに気が自然にめぐっていると、自ずとその行動は自然な美しさを持っています。例えば、茶道には作法というものがあり、繰り返し行なうことでその所作が身につきます。そして、それが自然にできるようになったとき、気のめぐりが整い美しさを備え、静寂さや松風などまわりとの一体感を感じるようになります。そのようなとき、本来の心の安らぎが生まれ、相手を心からもてなすことができるのではないかと、私は思います。

瞑想に話を戻しますと、瞑想とは、実はそのようなまわりとの一体感を感じることなのです。そして、お釈迦様は深い瞑想の中で、宇宙と一体になったと言われています。どんなに美しい姿で瞑想されていたことでしょうね。

レッスン6　遠隔で漢方薬を入れる

今回は、離れた場所にいる人に、遠隔で漢方薬を服用させることができるというお話をします。

ある母親から、娘さんについての相談を受けたときのことです。その娘さんは摂食障害で食べられず、精神科に入院していて、医師からこのまま食べられないと胃瘻にするしかないと言われていました。胃瘻とは、胃に穴を空けて流動食を流す方法です。胃瘻をしなくてもよいように、何とかしていただけないでしょうかというお願いでした。

摂食障害は、ある一つの心のきっかけで、拒食あるいは過食になってしまう病気です。

治す方法は心のケアであり、簡単に治せる病気ではありません。入院中の病院で、彼女の心のケアをしてくれればと思いましたが、母親の話を聞いていると、病院のスタッフは、彼女の気持ちに寄り添おうとしていない印象を受けました。さらに入院中では、こちらの漢方薬を服用させることもできません。

そこで、今回は次のような方法でこの場を切り抜けました。それは、彼女の母親が当薬局に訪れるたびに、経絡人形と針と紙を使い、彼女の心の詰まりを解消するための漢方薬を遠隔で入れ続ける方法です。すると、彼女は少しずつ食事ができるようになり、しばらくして胃瘻をすることなく退院することができました。

具体的に言いますと、小さな紙に小さな字で、必要な漢方薬の名前を書きます。小さな字を書く理由は、集中して書かなければならないため、自然とその文字に気が入るからです。そして、経絡人形にその紙をつけた針を打ち、薬が体内に入るように念じながらその紙を燃やすのです。これにより、相手の体に流れている気を、紙に書かれた薬を服用した状態に瞬時に変えることができます。

想いというものは、それを行動に移すことで叶っていきます。古来、お加持は神仏のご真言を唱え、護摩を焚くことなどで願いを叶えようとしました。現代の私たちでも、想いを口にしたり誰かに働きかけたり、紙に書いたりなど、さまざまな方法で想いを叶えようとしますね。そのひとつの方法として、彼女の心の詰まりを解消するために、漢方薬の名前を紙に書き、それを燃やして彼女に届けたのです。どのようなお薬が必要であるかは、専門の先生に相談して決めていただかなければなりませんが、必要なお薬がわかればこのような方法を取ることができますね。

レッスン7　気をめぐらせる、任脈《にんみゃく》と督脈《とくみゃく》

お加持では、気をめぐらせることが何よりも大切です。これまで、経絡を利用して滞っている気をめぐらせる方法についてお話ししました。そして、忘れてはいけないのが、任脈と督脈という重要な経絡です。任脈は体の前面の正中をめぐる経路で、会陰部

を起点に、胸部、喉を上って下歯茎で終わります。また、督脈は背面の正中をめぐる経路で、尾骨と肛門の間を起点に、背中を上って首筋を通り、頭部を経て上歯茎で終わります。これらの経絡がめぐっていないと、これまでお話しした胆経や脾経、胃経などもめぐりが悪くなります。

任脈は体をつくる経絡で、東洋医学の書籍の『黄帝内経』によれば、任脈が衰えると老化が始まり、生殖能力も低下すると記載されています。一方、督脈は体を動かす経絡です。私たちの体は、これらを同時にめぐらせるのではなく、必要に応じてどちらかを優先してめぐらせています。つまり、任脈をめぐらせれば自然に督脈もめぐり、督脈がめぐれば自ずと任脈もめぐってきます。

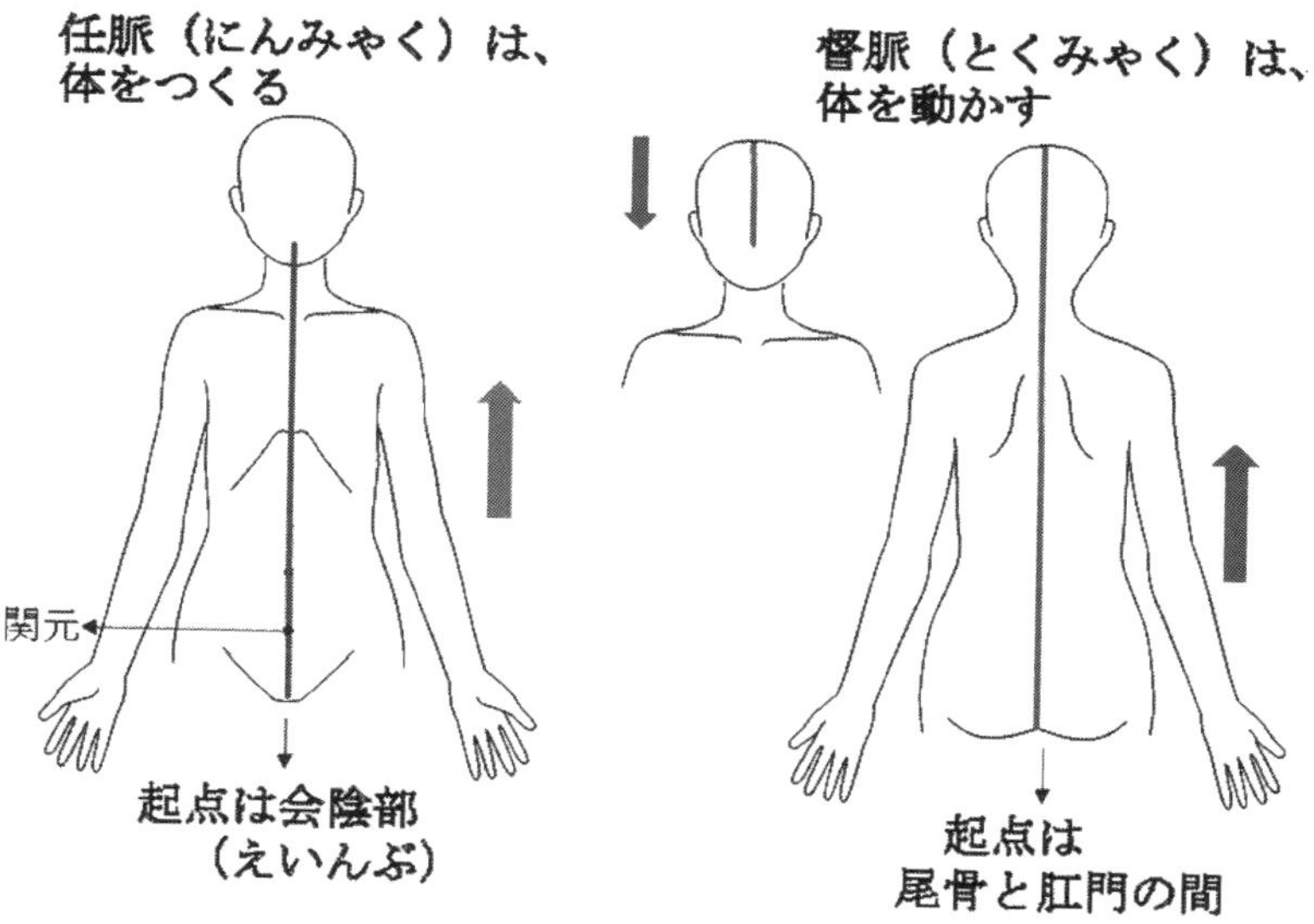
任脈（にんみゃく）は、
体をつくる
関元
起点は会陰部
（えいんぶ）
督脈（とくみゃく）は、
体を動かす
起点は
尾骨と肛門の間

図13　任脈と督脈

ところで、お加持を行なっていると、手に滞りを感じないことがあります。それが、相手の気のめぐりがスムーズで調子が良いときだったら良いのですが、全体的に気の動きが悪い場合にも、そのようなことが起こる場合があります。お加持をする相手が目の前にいる場合は、相手に様子を聞いてみましょう。

また、遠隔でご家族のお加持を行なう場合などに、その時間帯によっては本人に状態を聞くことができないことがありますね。気の滞りを感じないけれど、この状況で本人の調子が良いはずがないという場合などです。こうしたときには、水面に小石を投げ入れるように、ある一か所の気を動かしてみましょう。気を動かす場所は、経絡の中で重要とされる任脈や督脈が良いでしょう。任脈や督脈の気を下から上に向けて動かすことで、他の経絡の動きが出てきますので、気が滞っている場所がみえてくると思いますよ。

レッスン8　腑に落とす

皆さん、「腑に落ちる」とか「腹に落ちる」ということばを耳にしたことがありますよね。これらのことばは、心で納得したときに使われる表現です。東洋医学では、体を五臓六腑に分類して、心臓や肝臓などの内部が詰まったものを臓、中が空のものを腑と分けていますが、その中で腑に落ちるとは、大腸腑に気が降りることを言います。

さて、当薬局を訪れる方々の中には、胸や胃に気が詰まって、その場所から気が降りずに下腹に気がめぐっていない方が多くいらっしゃいます。皆さんそれぞれに、心配ごとや気がかりなことを抱えているのだと推測します。また、お仕事や、ご本人にとって大切なイベントの前なども、胸に気を詰まらせていることが多くありますね。

ある有名な設計士の方から、「私は、いつも良い家の設計図が描けると、そのあと大下痢をしてすっきりするんです」という話を聞きました。おそらく、設計中は胸にいっぱい気を詰まらせてあれこれ考えておられるのでしょう。そして、満足のいく設計図が完成すると、その気が一気に大腸に降りて下痢をするのだと思います。本当は、気が降りて下痢ではなく良いお通じが出るとより良いのですが。

さて、この設計士さんのように、あるときになったら満足感を得て気が降りてくれれば良いのですが、ずっと満足できない場合は、胸に詰まった気が降りないままになってしまいます。これはとても気分が悪いことですし、さらに悪い場合には、気が滞り続けたところに病気を作り出してしまう可能性もあります。

では、お加持でみて胸に気がたまっているのであれば、気を流して大腸まで導いてみましょう。体の上中下の気を整える腕の三焦経《さんしょうけい》という経絡があります。その中には「外関《がいかん》」というツボがあって、この箇所は効果的に気を降ろすことができます。したがって、私は経路人形のこの「外関」に針を打つことをお勧めします。また、レッスン1「腹が立ったとき」でお伝えした胆経などとの併用も効果的です。そして、これは一例であり、気を下に降ろす方法は他にもあります。

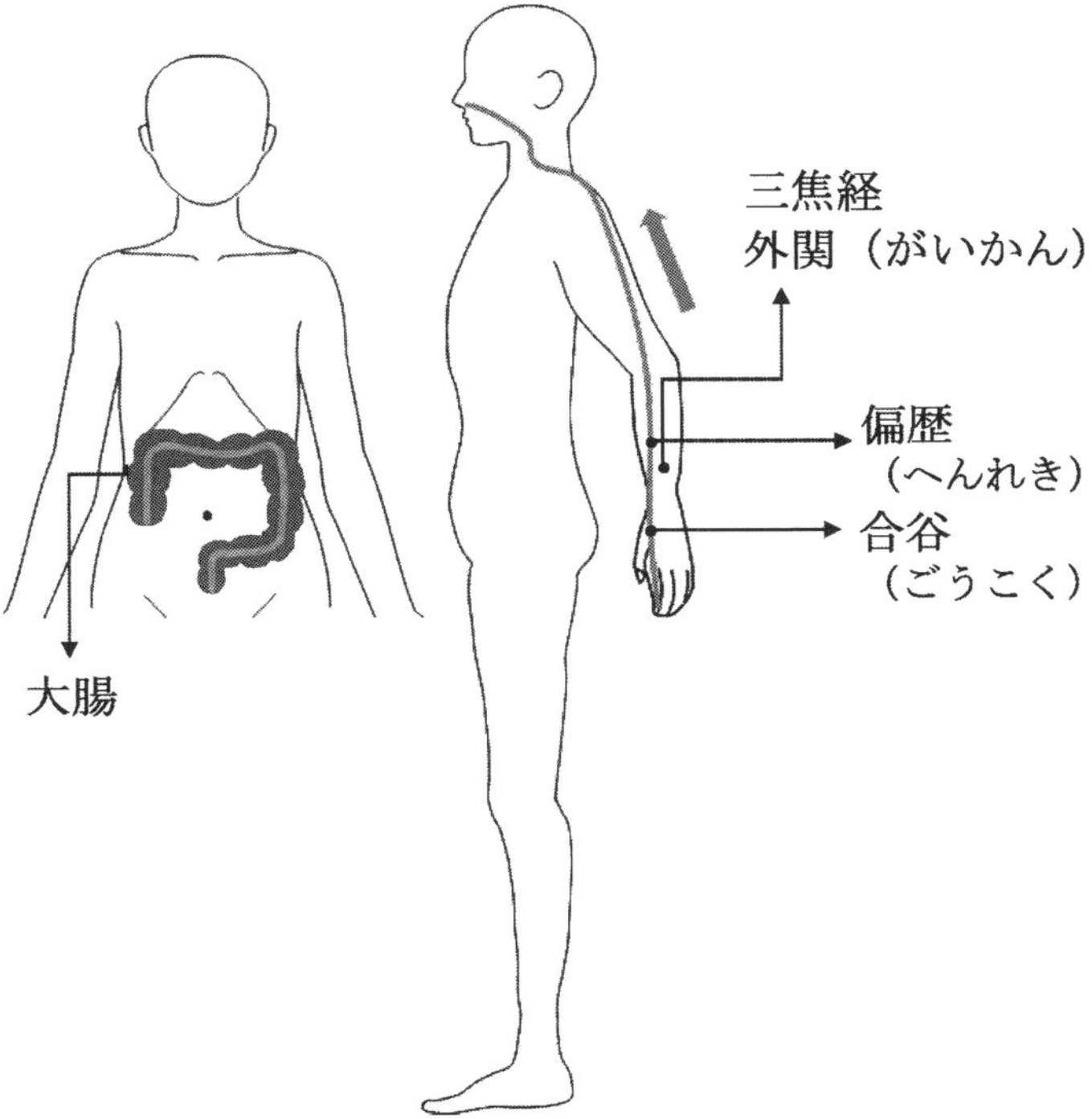

図14　腑に落とす、要らないものを外に出す経絡
手陽明大腸経《てようめいだいちょうけい》

これらによって体の重心が整ったような、つまり関元あたりに気が満ちた感じがするのでしたら良いのですが、まだ下半身よりも上半身に気が多く感じられる場合は、気を下に引いてくる必要があります。そのために、大腸に気をめぐらせてみましょう。手を大腸に沿って、右から左になでるように動かすイメージで行ないます。また、大腸経の「遍歴《へんれき》」または「合谷《ごうこく》」は、効果的に大腸に気を降ろすツボです。つまり、腑に落とすツボです。経路人形の、これらの箇所に針を打ってみましょう。ご自身に行なう場合は、これらの箇所を刺激してみても良いです。それによってげっぷが出るようでしたら、胃の気が下がっているので、腑に落ちる効果はあると思いますよ。

気を腑に落とすには

上半身に滞っている気を降ろすために、経絡人形の三焦経の「外関」に針を打つ。併用して、胆経などで気を降ろすこともします。

重心が関元に満ちた感じがなければ、気を引いてくるために、大腸に沿って、なでるようなイメージで手を動かす。
あるいは、経絡人形の「偏歴」または「合谷」に針を打つ。

生きていく上で、さまざまな状況を受け入れていくことは大変です。自分が納得できないことがたくさん押し寄せてきて、ひとつ解決したと思っても、すぐに別の問題が現れてきます。漢方薬では、半狂乱になって気が降りない人には、下痢を引き起こす作用のあるお薬などを使って、強烈に気分の鎮静をはかることがあります。お加持でも、強烈に気を落とすなら、経絡人形に針を打って、胃や頭などをめぐる経絡を強く降ろして落ち着かせる方法を用います。

レッスン9　アンチエイジング、体や心のゴミ

レッスンも最後の方になりました。ここでは、アンチエイジングのお加持についてお話をしたいと思います。年齢を重ねても若々しい人っていますよね。どうしたらそんな

に若々しくいられるのでしょう。

まず、年齢を重ねると、私たちの体にはどんな変化が起こるのかを考えてみます。そう、新陳代謝が落ちますよね。新陳代謝とは、食べたものをエネルギーに変えて、体の中の代謝産物、つまり要らないゴミを体の外に捨てることです。それが、食べたものをエネルギーに変えられなくなると、エネルギーが足りないため要らないゴミが捨てにくくなります。要らないゴミがあると気のめぐりは悪くなるので、新陳代謝が悪くなるという悪循環に陥ります。

若いときは、同じような食事をしていても太りにくかったり、運動をしたら簡単に痩せられたり、肌もターンオーバーがスムーズでシミができにくかったりします。でも、年齢を重ねるとそうはいきません。お通じも出にくくなる方が増えてきますね。

そこで、私たちが日々の生活の中で気をつけるべきことは、代謝に負担をかけないよう必要以上に食べ過ぎないことや、適度に運動をして体の中の気をめぐらせることです。

また、気力というものはとても重要です。何かをしようと思うことで気は上がってきてめぐります。他人に必要とされることは行動する原動力なので、誰かのために何かをしてみることも良いかと思います。でも、これだけしてあげたのにと、相手に見返りを期待することは、自分の中に気をとどめてしまうことになるので避けましょう。

また、これは加齢に関係なく起こることですが、不満や不平を口にすることは心のゴミになります。生きていると、忘れたくても忘れられないできごとや、許したくても許せないことが生じるでしょう。皆さんも経験されたことがあると思いますが、人を許すと、つかえていた気持ちの詰まりが取れて呼吸が楽になり、一気に気がめぐります。外からやってくる嫌なできごとなどは避けられないため、なかなか難しいことかもしれませんが、お天気だと思って受け入れるように考えることが大切だと思います。

それでは、アンチエイジングのお加持をしてみましょう。レッスン7「気をめぐらせる、任脈と督脈」でお伝えしたように、任脈や督脈は重要な経路なので、これらの気を下から上にめぐらせることによって、体をつくってエネルギーを生み出すはたらきや、体の中のゴミを捨てるはたらきを助けてあげましょう。アンチエイジングのためには、これらの経絡の気のめぐりを衰えさせないようにすることが大切です。

また、体や心のゴミは大腸に落ちるため、上半身で気が滞っている場合には、これまでお伝えした方法などで、気を下に持ってくると良いでしょう。そして、大腸の気をレッスン8「腑に落とす」でお伝えしたように、大腸に沿って右から左になでるようなイメージで手を動かして気をめぐらせたり、経路人形の「遍歴」または「合谷」に針を打ってみると良いですよ。

アンチエイジングのために　その一

代謝を上げるために、任脈や督脈を下から上にめぐらせる。

体や心のゴミを捨てやすくするためには、大腸に気をめぐらせる。

そのために、上半身の気を降ろしたり大腸に引いてくる。

レッスン10　アンチエイジング、骨の引力

アンチエイジングのためのお加持の続きです。アンチエイジングの方法は、大きく分けて二つあります。一つめは、レッスン9でお伝えしたように、気をめぐらせて体や心のゴミをためないこと、そして二つめは、体をしっかりさせること、例えば、血管年齢を若く保つことや骨をしっかりさせることです。

血管年齢を若く保つためには、やはり食べ物の影響は大きいと思います。現代の生活では、多くの方が甘いものを食べ過ぎているのではないでしょうか。甘いものを食べることは、即エネルギーになるので悪いことではありませんが、血管内の血糖が高い状態が続くと、血液の流れは悪くなり血管はもろくなります。血液は体の隅々まで流れているので、これは気をつけなければなりません。

そして、骨をしっかりさせることも大切です。骨が弱くなってくると、体の引き締まりも悪くなってきます。地球の引力が、水や大地を引き寄せ地球を作り上げているよう

に、私たちの骨にも引力のような働きがあり、その力が体を引き締めていると思われます。その骨の引力を弱めないためには、骨をつくるために重要な役割を果たす腎をしっかりさせることが大切です。残念ながら、腎は年齢とともに力が衰えてきます。しかし、できるだけ弱らせないためには、腎経や任脈の気をめぐらせることが効果的です。

また、任脈のツボであるヘソ下の関元は、腎の力を補います。その理由は、関元は背骨とつながり外部の気を受け取っているからです。チャクラの図を見ていただくとおわかりいただけるように、関元の箇所には第二チャクラがあり、外部からの気が出入りしています。そして、関元や任脈をしっかりさせる最も良い方法は、これらを生かすための呼吸法です。

呼吸法に関しては、いろいろな書籍やウェブサイトで紹介されていますが、こちらでもご紹介させていただきます。呼吸を深くするためには、息（気）を吸って肺に入れながら下腹に持ち込みます。その際に、肛門や膣を閉めることで、任脈の起点である会陰部まで気を持ち込むことができます。その後、ゆっくりと息を吐きながら肛門や膣を緩めていきます。これによって、会陰部まで持ち込んだ気を、関元などに必要な分を取り込みながら、任脈を通じて体にめぐらせることができるのです。

また、他にも関元や任脈をしっかりさせる方法として、土の力を利用することがあります。土には体をしっかりさせる力や引力があると考えられるため、土の中で育った根菜を食べることや、土に触れる生活を心がけることです。また、お相撲さんのように四股を踏むことは、腎経の起点である足裏の土踏まずの部分を刺激するため、これも良い方法です。また、漢方薬の中には、関元や任脈をしっかりさせるお薬があります。六味《ろくみ》丸《がん》や四物湯《しもつとう》などです。これらを活用することもできます。また、腎の力が弱っているのは、年齢を重ねた方だけでなく、現代の子どもたちにも多く当てはまることで、のぼせたり転んだりすることが多いようです。

お加持では、のぼせている気を下げることで、気を関元に持ってくることや、関元や腎臓などに、外部の気を取り込むように経路人形に針を打ったり、時計回りと逆方向にねじを巻くこと（＊5）などを行ないます。

アンチエイジングのために　その二

腎を強めて骨をしっかりさせるためには、「関元」や任脈を生かす呼吸法を行なう。

六味丸や四物湯などの漢方薬を利用する。

「関元」や腎臓に外部の気を取り込むように、経路人形に針を打ったり、時計回りと逆方向にねじを巻く。

ここまで、東洋医学の経絡を利用したお加持の方法をいくつかご紹介してきました。私は、鍼灸などについては全くの素人ですが、東洋医学の基本を勉強し、その上で自分流の方法で日々患者さんのお加持を行なっています。今回は、その中で効果を感じていることをお伝えしました。まだまだ私自身も学びの途中ですので、私が知らない効果的な方法がたくさんあると思います。でも、皆様が自分自身の感覚を大切にしながら、こちらの方法も利用していただければと思っています。

＊5　第2章 レッスン5「ねじを巻く」を参考

第2部

気と心のお話 ～漢方薬局より

第1章 家庭の「気」学

この章では、私が薬局の中で学んだ、私たちが気をつけてできることや、知っていると役に立つかなと思ったことをお伝えしていきます。

体の中には名医がついている

皆さん、自分の体の声を聞いていますか？

こんな話があります。ある患者さんが、「すごく美味しいから」と言って、クロレラそばを薬局に送ってくださいました。あまり暑くない季節だったと記憶しています。

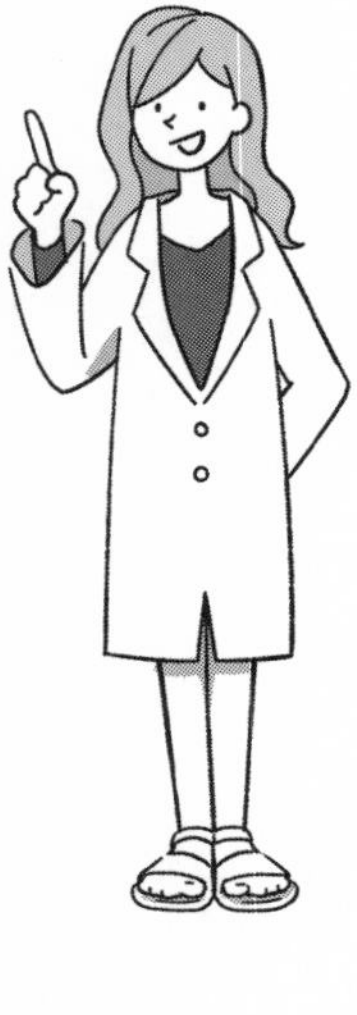

私はそれを食べてみて、「どうして普通のお蕎麦じゃなくて、クロレラそばなの？　普通のお蕎麦の方が美味しいのに」と思いました。

そんな中、当薬局の薬剤師は、その患者さんがなぜクロレラそばを美味しいと感じたのかをじっと考えていました。実は、その方は体の中に炎症を持つ病気を煩っており、その治療に行き詰まっていたところだったのです。クロレラは、淡水の藻の種類で、体をとても冷やします。「体の中には熱があり、本人は体を冷やしたくて本能的にクロレラを好んでいたのだ。彼の病気を治すためには、その熱を強烈に冷やす必要がある！」と確信し、体の中を強烈に冷やす漢方薬を使ったところ、その患者さんの病気は良くなりました。

よく、テレビなどでこの食品が体に良いと放送されると、皆がいっせいにそれを買い求めることがあります。もちろん、試してみることも大切かもしれませんが、それを食べてみたいと思うか、香りがあるとしたらその香りが好きかということが、その人にそれが合うかどうかの大きな判断基準になります。

体というのは、自ら健康な状態に戻そうと働いています。冷えたときには温め、熱があるときには冷まそうとします。皆さんは、体に良いと思われていろいろなことをされますが、こちらで話を聞いていると、それはしない方が良かったのでは？と感じることが多くあります。私たちの体の中には、本能という名医がついています。それをもっと信頼して、任せてみたらどうでしょうか？

甘いものが食べたいとき、水あめ

ここでは、先回に続いて、名医と言われる私たちの飲食物の嗜好についてお話ししたいと思います。飲食物の嗜好は、私たちによく体の状態を教えてくれています。

当薬局の薬剤師は、患者さんに「甘いものが食べたいですか？」と聞くことがよくあります。体が甘いものを欲しているかどうかは、漢方薬を選ぶ上で大きな目安になるからです。通常、甘いものを食べたいときは、体のエネルギーが足りていないため、元気がないことが多いです。甘い食べものは、エネルギーとして使われることによって体が元気になります。

そして、甘いものを好む上で、あまり食欲がないのか、あるいは食欲はあるけれど少し食べるとすぐにお腹がいっぱいになってしまうのか、ということも患者さんに尋ねます。今回は、食欲はあるけれど、少し食べるとすぐにお腹がいっぱいになってしまう、そんなときに体に合う麦芽飴をご紹介します。

麦芽飴は、漢方薬の中でも使われていて、漢薬名を膠飴《こうい》と言います。膠飴は、粳米に麦芽を加えて糖化させたものです。お腹の状態を立て直す、小建中湯《しょうけんちゅうとう》という漢方薬などに使われています。消化器の弱いお子さんを丈夫にさせる体質改善や、大人でも疲れて体が痩せてしまったときなどに使われます。

お年を召した方だと、子どもの頃、おやつに水飴を食べたことがあると思います。この成分が麦芽糖で、砂糖が貴重でなかなか入手できなかった時代に、庶民の甘味料として生み出されました。甘くて滋養強壮に効果があるので、子どものおやつだったんですね。千歳飴もこの麦芽糖で作られていました。これらの水あめは琥珀色で、それ以外の無色透明の水あめよりも消化を助ける作用が強いことから、当薬局ではこちらをお勧めしています。

そして、私たちが逆に甘いものを嫌う場合があります。口が苦く感じるときはそのようなときです。こんなときは、口の中や胸に熱があるので、苦いものを口に入れることによって熱を冷ますと良いのです。例えば、のぼせやすい木の芽《こめ》どき（立春から春分の日頃）に苦みのある木の芽を食べることや、夏の暑い時期に苦いゴーヤを食べることは、体に合っていることだと考えます。

また、なぜか塩気のあるものを欲しくなることがありますね。そんなときは、体が塩を必要としているときです。もちろん、塩の取り過ぎは血圧を上げるなどのこともありよくないのですが、塩はさまざまな生命活動にとってなくてはならないものです。塩が不足していると、気力も力もわいてきません。このように、自分の体は自分が一番よく知っています。自分の体に合ったものを、その時々の状態に合わせて、体の中に入れていくことが健康の秘訣です。

山の芋と土の力

現代の生活では、私たちは頭を使うことが多く、歩くことが少ない傾向にあり、どうしても足もとの力が弱くなってしまいます。そんな現代人にとって、食べものの中で、足もとに力をつけ精力も補ってくれるありがたいものがあります。山の芋です。山の芋は、漢薬名を山薬《さんやく》と言い、八味地黄丸《はちみじおうがん》や六味丸《ろくみがん》などの下半身に力をつける漢方薬に使われています。

山の芋は、消化器を補いながら、その気を下半身に持っていきます。下半身に気を持っていくので腎がしっかりします。腎は、血液や骨をつくるために重要な役割を果たす場所で、腎がしっかりしていると持続力や精力がつきます。足元に力が足りないと感じたときや、持続力が足りないと感じたときには、長芋や大和芋などの山の芋を食べると良いでしょう。そして山の芋の中でも、自然薯は深くまっすぐ土の中に伸びていますので、土の気をたっぷりいただくことができるので、さらに良いと思います。

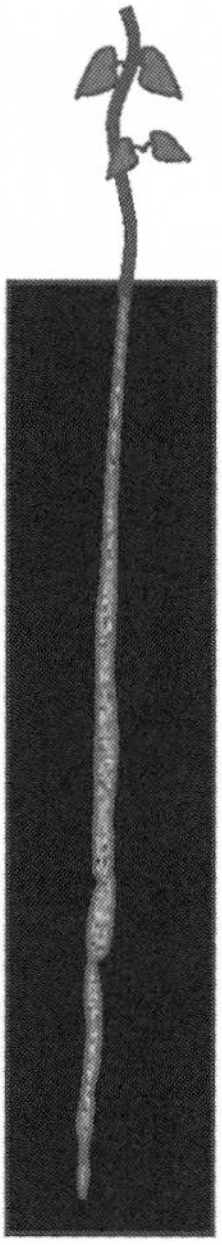

下半身をしっかりさせることはとても大切で、達磨《だるま》さんのように下がどっしりすると、安定感が増して上半身がぶれなくなります。頑張りすぎる生活を強いられると、肩こりやのぼせ、そしてのぼせによる頭痛などが起きやすくなりますが、山の芋をいただくことでそれが少なくなり、気力も出てくればこんなに良いことはありませんね。

ご主人が働きに行かないと悩んでいたある奥さんに、ご主人に毎日山芋を食べさせてみては？とお勧めしたことがあります。それから毎日、食卓にはいろいろなアレンジでつくられた山芋料理が加わったようです。そのかいあって、ご主人は数か月後には働きに行かれるようになったとのことです。

また、下半身をしっかりさせるものの中に、漢方薬として使われる黄土《おうど》というものがあります。これは昔、かまどでご飯を炊いていたときの土です。何十年も毎日火が炊かれて、火の力がしっかり入った、温かく特別に力のある土だと昔から言われています。この黄土を、患者さんの手で握ってもらう形で利用することができます。

糖尿病の患者さんは、病状が進んでくると足腰に力がなくなってきますが、ある方は、黄土を必ず旅行に持って行き、「持っているだけで、バスや船に酔わない」と言っておられました。また不眠の方で、黄土を持って寝るとよく眠れるという方もおられました。この方も、足腰の力が足りなくて、のぼせてしまい不眠になっていたようです。

そして、飛行機で旅行に出かけて以来、めまいが治らないという方も、この黄土を利用されたようです。その方は、埋め立て地に住まわれていて、他の人からは、彼の歩いている姿はなんだかふわふわしているように見えていたそうです。埋め立て地は、土としての力がふつうの土地よりも弱いのでしょうね。

豆まき

先日、あるお子さんをお加持でみていて、のぼせたような頭の重さを感じました。それで、日を遡ってその子の状態をみると、節分の日だけ頭の重さを感じませんでした。一緒に来ていた父親に、その日のお子さんの様子を聞いてみると、節分の日は調子が良かったようです。「じゃあ、毎日豆まきしようか」と、その親子たちとの会話になりました。では、なぜ節分の日だけ良かったのでしょうか？　豆まきは邪気祓いなので、たぶん家の中に邪気があって、節分の豆まきによって、その日はそれが祓われていたのでしょう。そして、ちょうど手元にあった猿田彦神社の清めのお砂を渡して、家の中にまいてもらうことで邪気を祓ってもらうことにしました。

小さなお子さんは、まわりの気の影響を敏感に受けます。赤ちゃんが夜泣きするのは、癇が立って起こすこともありますが、それ以外では、家の中に邪気があることが要因の場合もあります。家の中の邪気とは何かと言うと、家族が外から持ち込んだ重い雰囲気かもしれませんし、家の中で言い争いをしたその気かもしれません。日々の生活の中で、毎日なごやかでいられないこともありますよね。

したがって、小さなお子さんに限らず、その家で暮らす家族も、まわりの良くない気の影響から自分たちを守るために、家の中に氏神様などの神社の神札を置くことをお勧めしています。また、今回のように、神社で販売されている清めのお砂をまくことも効果があるものです。このような方法で、赤ちゃんの夜泣きはよく治まって、神札を置いたその日から夜泣きをしなかったと言われることが多いです。


さて、節分の豆まきが、なぜ邪気祓いなのでしょう。豆まきに使われる大豆は、米や麦などの五穀のひとつで、その中には精霊が宿ると言われています。そのため、その大豆をまくことにより、精霊の気に清められて邪気が祓われるのでしょう。

考えてみると、二月の豆まきに限らず、夏越しの祓いで茅の輪をくぐり抜けたり、自身の穢れや罪を形代《かたしろ》に移して祓いをして、昔から日本では、その時々に邪気祓いをしているのですね。今回は、その効果を改めて知ったできごとでした。

発疹を収めると何が起きるか

今回は発疹のお話です。皆さんは、発疹はどんなときに出るものだと思いますか？発疹は、体の中や外からの物理的、精神的な刺激に対して、皮膚が反応をした結果だと言えます。物理的なものだと、その人に合わない青魚や辛いものを食べて出る場合がありますし、精神的なものだとイライラして出る場合があります。また、嫌いな人が近くに寄ることで出るじんましんもありますし、発疹ではないですが、キキキーというような嫌な音を聞いて鳥肌が立つこともありますね。

ある母親が、当薬局に、洗面所で手を洗い続けるという強迫性障害を患っている女の子を連れて来ました。いつもアトピーの発疹を出していた彼女が、すっかりきれいな肌になっていたので、当薬局の薬剤師が母親に尋ねると、母親は「そういえばアトピーで皮膚科の塗り薬を使うようになってから、手を洗い続けるようになった」と言われました。ステロイド剤は希望しないということで、他の塗り薬を出してもらったそうです。

そこで、当薬局の薬剤師は、母親にすぐに塗り薬をやめるように指示をしました。そうしたら、手を洗い続けるという行動は収まっていったということでした。代わりに、アトピーの発疹は出てきましたが。彼女が大人になり知ったのですが、芸術系の大学に進学するような繊細な感性を持ったお嬢さんであるため、気持ちの処理ができなくて、アトピーの発疹によって発散していたのだと推測できました。

手を洗い続けるという行動は、手が汚れているのではないかという不安や不快感から、その行為を続けてしまうもので、戸締まりを確認し続けるというものもあります。また、発疹を止めるお薬を使うことで、強迫性障害に限らず、てんかんの発作やぜんそくを起こすこともあると言われています。それは、発散できない気が、皮膚を攻撃するか、脳の機能に異常を起こさせるか、肺に滞るかという違いからきていると思われます。

もちろん、あまりひどい発疹をそのままにしておきなさいと言っているわけではありません。気を体の中に閉じ込めないように、発散させる方法を考えるべきだということです。大人でしたらそれを意識して、人とおしゃべりをして楽しい時間を持ったり、体を動かして汗をかいてみたりすることなどです。お子さんでしたら、その発散できない気持ちを母親が理解してあげることが大切かと思います。

発疹、アリガトウ

先回の「発疹を収めると何が起きるか」で、発疹は、体の中や外からの物理的、精神的な刺激に対して、皮膚が反応をした結果だとお伝えしました。発疹は、心の中に発散できない思いなどを抱えたときに、気を外に出すために現れることが多く、気を外にスムーズに出せなくて皮膚で留まってしまった結果です。感情を表に出すことや、汗を出すこと、お通じなどで気をうまく外に出すことができれば問題ないのですが、それができない場合が多々あります。

漢方薬では、気を肺から発散させたり、肝の気を抑えたり、胃の気を降ろすことなどによって発疹を治そうとします。数か月の間全身に発疹を出していて、ほとんど治りかけていたある患者さんが、こんなことがあったと話をしてくれました。あるとき、胸にもやもやと気が詰まる自覚があったときに、肝の気を抑える漢方薬を飲んだら、手首から先に一気に発疹が出ました。そして発疹が出たと同時に、胸のもやもやが消えていたとのことです。

その後、抱えていた問題は解決したけれど、今度はうずを巻いたような胸のもやもやを感じました。でも問題が解決していたので、そのうちそれも治るだろうと放置しておきました。そうしたら少し時間が経った時に、久しく感じたことがないくらいの胸のすっきり感を味わいました。それと同時に、手首から先に発疹が出たとのことでした。これは明らかに、気持ちの発散を発疹が代行したと考えられます。体が失っていた発散の道を、最初に漢方薬がつけて、今度は薬なしで体が行なったのです。その後、手首から先の発疹は、時間の経過とともに引いていったそうです。

犬はなぜしっぽを振るの？

「犬はなぜしっぽを振るの？」という演題で、当薬局の薬剤師が、とあるところで講演をしました。犬はうれしいときにしっぽを振りますね。なぜうれしいとしっぽを振るのでしょうか？

講師の薬剤師は、これをシーソー拡散と説明しています。シーソー拡散とは、脳と反対方向にあるしっぽを振ることによって、刺激の気が、脳に行き過ぎないようにしているということです。この場合は、うれしい刺激が脳に入り過ぎる前に、しっぽを振ることでしっぽの方に行かせようとします。これだと、脳に刺激のすべてを受け入れないだけ記憶は緩慢になりますが、刺激で頭がいっぱいになることが少なくて元気でいられますね。ただ、いらだたせる刺激に関して、彼はこう言っています。まわりが危険な状況のときは戦わないといけないので、刺激は拡散し過ぎてしまってはいけないのだと。

一方、人の場合は、うれしい刺激もいらだたせる刺激もすべて、いったん受け入れるのだそうです。そのため、入ってきた膨大な刺激を、外に出すことがとても重要になってきます。人は、笑ったり泣いたり怒ったりする感情を豊かに表現しますが、何よりも一番大きな出し道は皮膚からの発汗です。人は、犬などの動物とは異なり、毛のない皮膚を得ました。それゆえ、汗腺から汗とともに気を外に出すことができます。

私たちは、興奮したときにうっすらと汗をかいたり、緊張がゆるんだときにどっと汗をかいたりしますね。そして、運動をして汗をかいたら、頭から離れない思いが外れていくように感じたことはありませんか？

こんなに出し道が豊富にある私たちですが、産業革命以降は生きづらさが増しているのでしょうか。受け入れられない思いや、収まらない腹立ちの発散のしかたに手こずってしまい、鬱病になる方が増えてきました。人は、考え方を整理することで、気を体の下の方に移動させて頭を軽くすることができますが、それってできないことも多いですよね。

この頭がいっぱいになったときに、気を下に移動させる方法として、このようなものがあります。自分でできないこともないのですが、人にしてもらった方が断然効果があります。自分の親指と中指で、相手の首の後ろの左右のくぼみ「風池《ふうち》」というツボをつかみ、もう片方の手で相手の腰骨に手を当てるのです。すると、相手の頭の中にたまった気が、人の両腕を介することにより相手の腰に流れます。「頭がすっきりして、すっごく気持ちが良い〜」と言われた方もおられました。通常でしたら、本人の頭の気は、背中を通して腰に流れるのですが、それが何らかの理由でめぐらないのでしょうね。

女性と生あくび

皆さん、眠いときなどにあくびが出ますよね。あくびはなぜ出るのでしょう。朝起きたときに出るあくびは、覚醒を促すためだと言われています。また、退屈なときや疲れたとき、あるいは立ちくらみや車酔いなどで気分が悪くなる前に出るあくびは、疲労と眠気が起きていることへの警鐘のようです。ただ、あくびについては、まだまだ現代医学でもわかっていないことが多いです。

そして、眠気のないあくびを生あくびと言います。生あくびには注意が必要なものがあり、これに伴って気になる体の異常がある場合は、別の病気を疑わないといけないので、早めに専門家に診てもらう必要があります。

ところで、このような状況を目にしました。電車の座席の向かい側に、男女の二人連れが座りました。二人の様子を見ていると、お互い顔も合わせず、女性は生あくびばかりしています。一方、男性はずっと貧乏ゆすりをしている。彼らは喧嘩をした後かもしれません。この話を聞いたある人は、次のような説明をしてくれました。

女性は、嫌なことがあると胸に気をためて、それを生あくびによって外に出そうとしている、そして男性は、嫌なことがあると気を足元に下げて鎮静させようとしているのだそうです。女性は気を下げ過ぎると子宮も下がってしまう可能性があるので、余分な気は呼吸から外に出そうとします。一方、男性は気を下げ過ぎても不都合はないので、貧乏ゆすりなどで気を足の方に下げようとします。このように、男女の体のしくみの違いがあるため、それによって発散のしかたが異なるということです。

ところで東洋医学の書籍の『金匱要略』には、このような女性の生あくびや泣きわめくときに使われる漢方薬として、甘麦大棗湯《かんばくたいそうとう》というものの記載があります。生あくびが頻繁に出る場合は、胸に気がたまっているので、余分な気を胸から外に出すことで呼吸が楽になります。私たちは、その甘麦大棗湯の中に入る棗《なつめ》を利用することができます。棗は、中国では古代より食材として使われていましたし、現在は日本でも店頭に並べられていますので、生あくびが頻繁に出るときや呼吸が浅い方などは、食べると美味しく感じられると思います。

泣くことのすすめ

私たちは、嫌な話を聞いたり納得がいかなかったりすると、よく胸に気をためてしまいます。そんなときに、気持ちがわかってもらえる人に話を聞いてもらえると気が晴れて良いのですが、それができないと胸に気がいっぱいになってしまい、ヒステリーの発作を起こされる方がいらっしゃいます。ヒステリーは、怒ったり泣いたり激しい感情の起伏を起こしながら、気を外に発散させようとするものです。気を発散させることができないと、頭痛や手足のしびれなど、さまざまな病状が出てきます。

当薬局のお加持に通われていたある女性が、「お加持を入れてもらうと、いつも家に帰って大泣きする。そのあとすごくすっきりする」と言われました。お加持が、泣くことを忘れてしまっている体にそれを思い出させるのでしょう。胃や肺にいっぱい気が詰まり過ぎた鬱の状態では泣けないし、気が落ち込み過ぎていても泣くことができません。気が落ち込み過ぎていて泣けないというのは、泣くことが胸の気を一気に外に出すために、気力を必要とするからです。お加持では、詰まりすぎている気を流して、肺から出しやすい状態にします。泣くことは、胸にたまった気を外に出す、体に備わった治療法です。

そして、先回の「女性と生あくび」でご紹介した甘麦大棗湯は、子どもの疳の虫や女性のヒステリーに使われますが、泣かせて気分を落ち着かせることや、泣いてばかりいるのを収めるのにも効果があります。泣いてばかりを収めるというのは、漢方薬で発散を手伝うことで気分を落ち着かせるということです。
そして、悲しいことがあった後などに、何かのきっかけですぐに泣いてしまうときってありますよね。このときは気が上がらなくて、泣けてしまうときなので、甘麦大棗湯で発散させるときには当てはまりません。気を上げてあげないといけないときです。

また漢方医学には、汗吐下《かんとげ》という治療法があります。汗吐下とは、汗をかかせたり、嘔吐させたり、下痢をさせて、体の中にたまった余分な気を、体の中の水と一緒に出すことによって病気を治療する方法です。気が体の一か所で滞ってしまうと、それは気だけでとどまらずに、一緒に動いている水や血液の流れを滞らせてしまうのでその排出を図るのです。

人の体を動かしているのは、体の内外を流れている気ですが、体を動けなくさせてしまい病気をつくり出すのも同じ気です。余分な気は、体の中にとどめておいてはいけないのです。

鬱《うつ》と胃の話

私たちが日常経験することの中に、鬱病とまではいかなくても、気分的に鬱状態になってしまうことってありますよね。鬱状態になると、頭が重くてまともにものが考えられなくなったり、不眠になったり、気力が出てこなかったり、食べものが美味しくなくて食欲がなかったり、逆に過剰に食べてしまったりすることがあります。

患者さんで、このような状態になったときに、「気力が出てこないから、元気になる漢方をください」と言われる方が時々おみえになります。でもそれは、気力が足りていないのではなく、気の流れが胃のあたりで詰まって流れなくなっているのです。

そして、鬱状態になる心の原因がわかれば、まだ対処する可能性も出てくるのですが、自分が鬱に陥っていることすら気がつかなくて、ましてやその原因もわからないとなると、どうやって治していこうかと考えてしまいます。でもそんなときに、胃を詰まらせている気を何らかの方法で流すことができたら、気がめぐって、鬱状態になっている原因にご本人が気づくことがあるのではないでしょうか。そうしたら、前を向いてその状況と戦う気力が出てくるかもしれませんね。

ところで、母親が赤ちゃんに授乳するとお腹が空きます。これは、胃を動かす気の道が、乳首の上を通っているからです。うまくできていますよね。赤ちゃんが乳首を吸うことにより、母親は胃の動きが良くなり腸も動きます。おまけに、乳首を吸うことは、産後の母親の子宮の収縮を進めることにもなります。昔の母親に更年期障害がなかったというのは、たくさんの子どもを慈しみ育てることによって母性本能を活かしていたこともありますし、授乳によって胃の動きを良くして、さらに子宮の機能も活かしていたからなのでしょう。

私たちも、胃の動きが悪くてなんだか気持ちが塞いでいるようなときには、授乳している母親のように乳首を引っ張ってみると、胃が動いて気分がすっきりすることもあるかと思います。また、胃を動かす気の道は足の前面を通っていますので、ひざ下前面などをたたいて通してみることも試してみてください（＊6）。

＊6　第3章 レッスン3「胃の気を降ろす」を参考

あんパンひとつ

今から六十年近く前の話です。ある人が、父親から「おまえはだらけているから、寺にでも入れ！」と言われ、禅宗のお寺に放り込まれて、修行僧と同じ修行生活を送ることになりました。最近の観光客向けの修行体験とは違い、雲水が行なうような厳しい修行生活で、早朝に起き、粗末な食事と難しいしきたり、気の遠くなるような長い時間の座禅、その中で体を動かすと僧に背を激しく打たれて背中に血がにじむ毎日だったようです。

よほどの強い精神力と体力を持ち合わせていない限り、この修行を終えることは難しく、雲水以外の人でも、修行期間の二週間は途中で帰ることが許されませんでした。日にちが過ぎていくにつれ、雲水も含めた何人もの口から「ここを逃げ出そう」ということばが出るようになりました。でも、厳しい僧侶たちに見つかるのが怖いのか、誰も逃げ出すことをしない。「皆、なんて情けないんだ」。そう思った彼は、ある日夜中に、僧侶たちの見張りの目を盗んで山を降りました。

そして、ふもとの駅まで三時間くらい暗い中を歩き、駅の近くまでたどり着き、日が昇って駅の近くの売店が開くのを待ちました。寺に入ってから、質素な食事で空腹感もありました。また、修行中は甘いものを一切口にすることがなかったので、その売店で売っていたあんパンがとても美味しそうに見え、それをひとつ買いました。ひと口食べたら、その甘さは厳しい修行で疲れ果てた体にしみわたるようでした。すると、お腹が動き出し、ずっと便秘だったのが解消され、その途端に頭が冷静になりました。「しまった！　これでは負け犬だ」（＊7）。

彼は、その足で寺に引き返しました。彼は、寺に戻ることで僧侶たちにひどく叱られることはわかっていましたが、それでも、このまま負けて家に戻ったという思いを、一生持ち続けたくないという気持ちが強かったようです。

寺に戻って来たとき、門で彼を見た僧侶たちは、「おまえが逃げた騒動のせいで、雲水が一人逃げてしまったではないか。一般人のおまえはただ逃げるだけですむが、修行僧である雲水というのは、一度寺から逃げ出すと、もう寺を継ぐことができなくなるのだ。おまえ、覚悟はできているだろうな」と言って詰め寄ってきました。すると、そこに位が上の僧侶がやって来て、「やめておけ。今まで寺から逃げて、一人でも戻って来たやつがいるか。こいつは、それだけの覚悟をして戻って来たのだ。おまえたちが何を言ったとしても、勝ち目はないぞ」と静かに語ったそうです。

そうして、厳しい修行が再開しましたが、しばらくして、元々体が丈夫ではなかった彼は寝込んでしまいました。そのとき、今まで見かけは優しかった僧侶が、「あいつは、きっと仮病に違いない」と襖の向こうでひそひそと話しているのが聞こえました。そして、ふだん座禅の修行で青あざができるほど警策で叩く一番厳しい僧侶がひとこと、「仮病でもいいじゃないか」とその僧侶に語ったそうです。そして、厳しかった僧侶は、病床の彼のところまで来て、「ここは山寺なので何もありませんが、もし必要であれば、私がふもとへ行って牛乳でも何でも買って来ますよ」と言われたそうです。そのとき、彼は、見かけの優しさではない、本当の優しさとは何かを知ったとのことでした。

＊7　第3章 レッスン3「胃の気を降ろす」、第3章 レッスン8「腑に落とす」を参考

丑《うし》の刻《こく》

私たちのまわりの気が良くめぐっていると、バリアになり、自分にとって良くないものをはね返すことができます。でも、そのバリアが一番弱くなる時間帯があります。それは、午前二時前後の丑《うし》の刻《こく》と呼ばれる時刻です。今回は、この時刻と、この時刻に行なったお加持についてお話ししたいと思います。

この午前二時前後の時刻は、草木も眠っている陰の時間帯から、日中の活動的な陽の時間帯に切り替わる前の最も静かな時です。そして、時間や空間のない本来の次元と行き来のしやすい精妙な時だと言われています。それを悪用して、人に呪いをかけようとする丑の刻参りというものがありますが、古くは、祈願成就のため丑の時刻に神仏に参拝するものだったそうです。

四十年くらい前のことです。重い腎臓病で入院中の小学生の女の子に、ある人が毎夜この時刻にお加持を入れたことがありました。彼は、母親から女の子の大切にしている人形を借りて、それを彼女に見立てて、「関元」というツボ（＊8）に体を温めるために針を打ち続けました。毎日、その時刻に目覚まし時計をかけて起きながら、二〜三か月の間続けたそうです。

たまたま、ある忘年会の日、彼は針を打つことができませんでした。すると、翌日に女の子の母親から電話があり、「今朝娘の様子を見に行ったら、あまり良くなかったんですが、昨日は何かをしていただいていましたか？」と尋ねられ、彼は毎晩のお加持が実際に効果があったことを知りました。女の子の両親は、彼に娘の人形を渡して、具体的に何をしているのかは知りませんでしたが、何かをしてもらうことで効果を感じていました。その後、女の子は体調が良くなり退院することができました。

ところで、子どもさんが引きつけの発作を起こしたり高熱を出したりするのは、多くの場合、深夜の二時から三時の間で、体が冷えて生命力が最も低下する時刻です。たとえ高熱があっても、体の内部が冷えている可能性が高いのです。この時刻に発熱がある場合は、お母さんは解熱剤を使用する前に、その子の手や足がしっかり熱くなっているかどうかを確認してください。体のどこかに冷たさを感じる場合は、冷えている部分を温めて、それにより解熱する場合も考えられるからです。

お年を召した方はご存じだと思いますが、昔、お風呂を沸かすときには、まず上の方が熱くなって下の方は冷たい水のままでしたね。体の内部も同様で、上半身が熱くてお腹や足の方が冷たい場合や、体の表面は熱いのに深部に冷えがある場合など、熱がうまくかき混ざっていないことがあります。

お子さんの体の深部に冷えを感じる場合、体内に熱を引きこむ能力が低下している可能性があります。このような場合は、お母さんが手を握ると、自身の気をお子さんに持っていかれるような感覚を感じると思います。

以上のように、お子さんの状態をよく観察して、適切に判断して対応することが大切です。

＊8　第2章 レッスン5「ねじを巻く」を参考

第2章　気と心のお話　それぞれの宝物

この章では、気と心のお話と、それぞれの方たちの貴重な経験のお話をご紹介していきたいと思います。

流れを変える

一度病気をすると、その後いろいろな病気が続いて、いつまでも病院から離れられなくなることがあります。また、一度災難に遭うと、それが続いてしまうこともよくあることです。

ある女性が、車の運転をしていてあまりに何度も事故を起こすので、車を運転することをやめてタクシーで移動することにしました。そうしたら、そのタクシーで二度も事故に遭ってしまったそうです。さて、タクシーで事故に遭うって、どのくらいの確率でしょう。あきらかに、彼女が事故を引き寄せているということですね。では、どうしたら良いのでしょうか？

ところで、ある店舗用地にお店が入っても、入ったお店が一年もしないうちに閉店し、次に入ったお店も閉店してしまう、店舗の営業が続かないところってあります。うちの薬局から見える場所にもそのようなところがあったのですが、ある店舗が入ってからは、一年たっても閉店せずに営業が続いています。そのお店は飲食店だったので、きっと美味しい料理を出すお店なんだろうとお食事に出かけました。やはり、心のこもった美味しい料理を出していただきました。現在、そのお店は別の場所に移転しましたが、その後に入ったお店も人気があり存続しています。

家やお店の中を流れる気は、住まわれている人や、そのお店の中で働く店長やスタッフたちによって変えられます。もちろん、もともと因縁の良くない土地というものはあります。でも、その中で働いている人たちの気がとても良くめぐっているのなら、その因縁の良くない気に打ち勝つことができたり、あるいは、その人たちに相応しい新しい場所に移転するように導かれていくことになると思います。

そして、先にお話した店舗の場所で、入ったお店が一年もしないうちに閉店し続けたのは、最初に誰かがその癖をつけたからです。でも、その癖を変えるお店も現れました。経営の正しい努力をしてその場に踏みとどまれば、その実力で流れを変えることができるようです。

良い流れにあるときは、自然に良いものが舞い込んできます。でも、人生には悪い流れに引き込まれてしまうときもあります。そこには、力不足も含めたなんらかの自分たちの責任もあります。そこで戦って自分で流れを変えないと、ずっと悪い流れに飲み込まれてしまいます。それは、前向きにこつこつと頑張ることであったり、勝負のときに強い心を持って戦うことであったりします。

また、悪い流れにあるときは、自分では気づかずに覇気を失っていることが往々にしてあります。身のまわりを整えて心を正すことはとても大切です。そして覇気と言えば、太鼓の音は力強く覇気がありますね。叩く人の気迫が、太鼓を通じて空気を振動させ伝わってきます。気迫のある太鼓の音は、一瞬にしてまわりの淀んだ空気を払ってくれます。

そして、神仏の力を借りるときは、「こうやって戦いますので、後押しの力をお貸しください」とお願いしてください。流れを変える主体は、あくまでも人なので、神仏に頼っているだけでは助けてもらえませんよ。

道をつける

お加持をしているときに、「道をつけますね」ということばを使うときがあります。道をつけるというのは、その人にとって、良い流れとなるような気の道をつけることです。

ところで、Hans Strasburger博士とBruno Waldvogel博士が、ある女性の症例を報告しています。彼女は、幼少期に事故で脳に損傷を受けて視力を失っていました。その後、年齢や性別、言語が異なる十人以上の人格を持つ解離性同一障害（多重人格）を患い、壮絶な生活を送っていたのですが、若い男性の人格になっていたあるときに、見えないはずの雑誌の文字が見えたのだそうです。そして最終的には、彼女を含めた二つの人格以外のときには、視界を取り戻すことができました。

人の体は、その心でつくられています。そのため、体が違う心のコントロール下に置かれると、その気の道は一瞬で変わり、体に大きな損傷がない限りは、前の人格によって患った病気は治ってしまうのです。お加持では、その気の道を変えることをしますが、その心がつくる道が残されているため、数日あるいは早ければ数時間でまた元に戻ってしまいます。それでも、心や体に何度も道をつけ続けることで、気の道は変わっていくのです。そして、治らないと言われた病気が治るときなどは、別人のように人が変わっているということを耳にします。本人が、何か心の中の執着していたものを捨てることで、新しい道を自らがつけるようです。

ところで、道というと、心や体の中の道だけでなく、普段私たちが知る道にこんなものもあります。一度空き巣の被害に遭うと、また同じ被害に遭う。一度遅刻をすると、正しい時間に入ろうとしても思いがけないことが起き、再び遅刻をするように運ばれてしまう。それは、そこに道ができてしまっているからです。それが良い道なら良いのですが、このために災難や失敗を繰り返すことになっているとしたら？　そして、人生を失ってしまっているとしたら？

でも、私たちの意志で良い道をつけることだってできるはずです。空き巣の被害に遭ったのなら、自らの過ちをその度に改め続ける、遅刻をしたときも同様です。気の道を変えるために、ことばに出してみることや行動すること、自分を信じることなどで良い道をつけましょう。道を変えるきっかけを拾うまで、自分でできることを続けてみましょう。

四角いカエル

先日の新聞のコラムに、四角いカエルが縁日で売られていた話が書かれていました。そのカエルは、前日から四角い箱に入れられ、無理に形を変えられたものでした。最近の子どもたちに現れる猫背や肩こり、腰痛、疲労症状の原因は、大人が子どもたちに外で遊ぶ機会を与えずに、ゲームに没頭させている影響があると書かれていました。それはまるで、四角い箱にカエルを詰め込むことに似ています。

私も、最近の子供たちは伸び伸びできなくて、心や体に悩みを抱えているのではないかと考えています。そして子どもたちだけでなく、私たち自身も、心や体に病気を抱えることがあるのではないでしょうか。それは、まわりの人々や自らが作り出した四角い枠に、自分自身を縛り付けていることかもしれません。

同じ母親から生まれたとしても、人はそれぞれに個性があります。十人いれば十通りの能力を発揮する方法や、自分に合った居場所があるはずです。狭くて硬い枠の中に、自由に動き回れる能力を持つ人を閉じ込めてしまうと、力を発揮することができず病気になってしまいます。

そして、「枠」とは何かと言うと、まわりの人や自分自身が、その人を一部分しか知らないのに、このような人だと意識することです。しかし、その姿はまわりの人や自分自身も気づいていないけれど、実際にはとても無理をしているのかもしれません。病気の最も基本的な原因は、合わない枠の中で自分らしさを表現できないことです。

でも、たとえ苦痛や病気を経験しても自らの間違いに気づき、本来の居場所を見つけることが人生であり、そのために私たちは最も適した修行の場所に生まれてくるのだと思います。自分の居場所を見つけ、そこで自分らしさを発揮することが、初めて自分に合わない枠を取り払い、本来の自分に戻ることなのでしょう。

人の願いを後押しする

お加持は人のまわりの気をめぐらします。これがめぐっていると、その人を守るバリアになるため、自分にとって良いものを引き寄せ、悪いものをはね返すことができます。

ある方にこういって頼まれました。「母にとって心労となるような話で、ある人が家に来たいと言うのですが、母に会わせたくないので、来ないようにしてもらえないでしょうか」。母親は、高齢のうえ手術が数日後に控えていました。

私は、彼を取り巻く気の流れが良くないのを感じていたので、その流れを変えることができたらと、「来ないようにできるかはわからないけど、流れを変えるように遠隔でお加持を入れます」と伝えました。すると当日になって、突然その人に何かの用事が入り、家には来ないことになりました。そして、その後も二度と来ることはありませんでした。彼の願い通りになりました。そして、このことをきっかけに彼の流れは変わったと私は感じました。

私は、このような依頼があったときに、誰のまわりの気をめぐらせるかを考えます。

多くは依頼してきた本人、そして今回は守りたい母親でした。そして、母親の守りを強めることで彼女が守られ、息子である彼の流れを変えることになりました。

ところで、お加持はあくまでも人の願いの後押しですから、本人が願う方向を向いていることや、本人が願う方向を向くことができないのなら、肉親が代わりに願いをかけることが大切です。肉親が願う気持ちは強いですから。もちろん、そのためには、まっとうな願いであることは条件です。

子どもを思う母親が、長い年月をかけて子に願いをかけることも同じことです。なかなか流れが変わらなくても、続けているうちに願いが叶うきっかけをひとつずつ拾っていくはずです。その中で、一見悪いことに思えても、それが後になってみると流れを変えるためには必要なことだったと思えることがあります。

研修医を名医にする

これも、人のまわりの気をめぐらせるお話です。

時々患者さんから、遠隔のお加持で手術の守りを頼まれることがあります。これは、患者さんのまわりをめぐっている気を整えることで、手術が滞りなく進み、予後がとても順調にいくということからです。痛みがかなり軽減して、発熱がない状態で快方に向かうこともあります。

ある患者さんが肩を骨折して、チタンプレートを入れることになったときの話です。その手術時の担当医師が研修医だと聞き、彼女はとても不安がっておられました。そこで、「こちらから、手術の行なわれている時間にお加持で守りを入れるから、腹を据えて手術を受けなさい」と伝えました。手術はとても上手くいき、その医師から「完璧な手術でした!」と言われたそうです。その後、全く元通りに肩も上がるようになり、彼女に「お加持を入れると、研修医を名医にする!」と言っていただけました。もちろん、その医師も志高く手術に臨まれたのだと思いますが、お加持で患者さんのまわりの気の流れをよくすることで、その医師のまわりの気の流れも良くなっていたのだと思います。

春日大社の宮司兼すぐれた形成外科医であった葉室頼昭先生は、『神道のこころ』という彼の書籍の中で、手術後の痛みを和らげ傷の治りをよくするために、鍼灸治療を併用していたということを語っておられます。手術前や手術後に皮膚の表面を整えるということは、その人のまわりの気を整えることになるので、それだけ大切なことなのだと思います。

そして、手術という事態にあたるとほとんどの方は、病気の気の滞りだけではなく、ひどい気持ちの落ち込みや過緊張などがあります。そのため、お加持などで体や心を整えることは大切で、これは守りを強めて不運な事故に遭うのを避けることにつながります。

美人薄命のお話

もうひとつ、人のまわりの気がめぐっていると、バリアになってその人を守ってくれるお話です。それがめぐっていないと、好ましくないことが起きることがあります。そのひとつに美人薄命と言われるものがあります。

美しい人はいろいろなことに恵まれて、それゆえ人から妬まれることが多々あります。また、実力以上に金銭的に恵まれている方なども、妬みを買うことがあるようです。妬みの気は、妬まれている人のまわりの気の一点を止めます。一点を止めるだけでも、その人の気のめぐりを悪くさせるには十分です。そして、妬んでいる人たちには悪意がないことが多いです。

そして、妬みよりもっと怖いのは恨まれることです。恨みの気はとても強いです。離婚訴訟中のある男性のお加持をしていたときに、彼の気のめぐりが止められている箇所が、片腕の一点だけにとどまらず、両腕そして首にまで至っていたことがありました。

これは、明らかに相手に首を絞められているなと感じました。お加持では、止められている箇所の気を外して、その人のまわりをめぐらせることで対処しました。でも、その人をめがけて飛んでくる恨みの気は、一度外しても相手がその人を思い出しただけで瞬時にやってきます。それでも外し続けることで、その度にその人のバリアを築くことができます。

では、ふだん私たちが妬みや恨みの気に負けないようにするためには、どうしたらよいのでしょうか。それは、やはり気のバリアをしっかりさせることです。ご自身でできることは、気をめぐらせるように両手を合わせて、指先が脈を打つのを感じてみることです。気のバリアが強められますよ。その他にも、不動明王様のご真言（ナウマクサマンダ　バザラダンカン）を唱えることも効果があります。不動明王様は、憤怒の形相で、人々の煩悩や障害を焼き払い、私たちを災難から守ってくださる仏様です。

このようにすれば、きっと美しい人も妬みに打ち勝つことができますよ。そして大切なことは、誰かを妬んだり恨んだりしている人も、同様にご自身の気を滞らせていることに気づいてください。自分を落とし込むのはほどほどにして、ご自身の気をめぐらせることに集中してみましょう。

人の感情、受想行識《じゅそうぎょうしき》

人の体は、気候やまわりの雰囲気に大きく左右されますが、最も強く左右されるのは、その人の心の問題によるものだと思います。これは、お加持をしていていつも感じることで、人の感情ほど強いものはありません。そして、その心の動きをわかりやすく表したことばが、『般若心経《はんにゃしんきょう》』という経典の中にあります。受想行識と言います。

受（じゅ）・・・刺激を受けること、話を聞くこと
想（そう）・・・想い悩むこと、考えること
行（ぎょう）・・・行動したり、話をしたり、待つことに決める
識（しき）・・・結果に満足したり、あきらめること

この「受想行識」について、わかりやすいひとつのたとえ話があります。ひとりの男の子が、少女に恋をしました（受）。彼は、彼女に打ち明けるかどうしようか悩みます（想）。思い切って打ち明けました（行）。「私には婚約者がいます」と彼女に言われ、彼はあきらめることにしました（識）。このように、人の感情には落ち着く順序があります。

ところで、患者さんをお加持でみていて、胸のところで気がつかえて下がらないという場合が多くあります。これは何か思い悩むことがあり、その解決がつかないか、あるいはそのことに対する自分の方針を決められない状態を表しています。これが、「想」の状態ですね。

そして、たとえ問題が解決していなくても、自分の心が決まれば、これが「想」ではなく、「行」に進むことができます。それによって、はじめて胸の気がお腹の方に降りていきます。

その後、「識」で、このことを記憶として心に刻み込んで、気は足の方に満ちていきます。これを満足と言います。ただ、結果に満足できないこともあります。人生は、このような繰り返しをしているのですね。

同調する

自分が、相手と同じ心の部分をもっていたり、同じ経験をしていたりすると、その気持ちがよくわかります。そんなときは、相手と同調しているのではないかと思います。そして同調することは、相手の気持ちを癒やすだけではなく、自分自身の心も癒やされるのではないのでしょうか。その人のことをよく知らなくても、なんだかこの人といると安心するということがありますね。それって、どこかの部分でその人と同調しているのだと思います。そして、そのようなことは、人と動物との間にもあるのだと思います。

これは、私の家のミルクという雄猫の話です。ボランティアから譲り受けたひどく臆病な猫で、ずいぶん長い間私たちに全くなついてくれませんでした。でも、幸いなことに先住の雌猫のことが大好きで、彼女にくっついて、彼女もよくミルクの面倒をみていました。月日が経って、先住猫は死に、ミルクはようやく私になついてきたところでしたが、新たに雄の子猫がうちに来ることになり状況は一変しました。新しい子猫は、人なつっこい恐いものなし。平気でミルクにも寄っていくので、彼は「ウーウー、シャーシャー」となり、それから二か月間元気がなくなり毛艶は悪くなり、ご飯の食べる量も半分くらい、片目も腫れてしまいました。平気で私たちに寄ってきては可愛がられる様子が、彼は嫌だったのでしょう。私は、「ミルちゃん、かわいそうに」とずっと思っていました。

やがてミルクは子猫と仲良くなり、その数か月後に、私たちは猫たちに留守番をさせて旅行に行くことにしました。そしてミルクに「一晩留守にするからね」と言い聞かせをしていて、「この子は、私の言うことがわかっているんだろうか？」と、ふと思ったそのときに、「この子はすべてわかっている、私がかわいそうにとずっと思っていたことも知っている」と、不思議な感覚で心がわかった一瞬がありました。

そんなことがあったので、私はこの子とは心が通じ合える、そんな風に感じていました。それで、私はミルクにひとつお願いをしました。いつもミルクは、妹が私の家に来たときには隠れてしまい、一度もその姿を見せたことがなかったので、「ミルちゃん、彼女にひと目だけ姿を見せてあげて」と、妹が来る前に伝えました。すると、本当にひと目だけ、ミルクは隠れずに彼女の前に姿を現してくれました。

美しい光景

ある冬の日に、お婆さんがひどく調子が悪いとのことで、当薬局の薬剤師が、ある家のお嫁さんに呼び出されたそうです。お嫁さんに聞いてみると、お婆さんは、主治医から、もう時間の問題だと言われたとのことでした。彼は、緊急時の煎じ薬を持って来てはいたものの、渡さずにそのまま帰ろうとしました。するとそのお嫁さんは、「こんなに早くお婆ちゃんが悪くなるなんて思っていなくて、今朝までお婆ちゃんにきついことばを言ってしまっていたんです。このままお婆ちゃんに死なれては、私困るんです。どうしても、あと一年生きてほしいんです。一年あれば、もっとお婆ちゃんに優しくしてあげられます」と、言われました。「先生が持って来たお薬を、是非譲ってください」。

翌朝、お嫁さんから電話がかかってきて、驚くことにお婆さんが命を取りとめたとのことでした。それも彼女は、漢方薬の煎じ薬を飲ませるのが初めてだったので、三日分の薬を間違えて三回分として飲ませたようでした。その間違いがかえって良かったのか、奇跡的にお婆さんは回復しました。そして、彼女が言うには、その夜近所の家に救急車が止まり、お婆さんと入れ替わるように、その家のお爺さんがお風呂で溺れて亡くなったというできごとがあったそうです。

そして一年後、当薬局の薬剤師は、再びそのお嫁さんにお婆さんが危篤だということで呼ばれました。前回呼び出されたのが、ちょうどクリスマスの日だったのでよく覚えていたそうです。今度は、お婆さんの枕元にはお孫さんがずらりと並んで、息子が「お婆ちゃん、頑張れ」と、手を握って声をかけていました。お婆さんが口をもごもごさせて何か言おうとしたので、お嫁さんがその口元に耳を近づけて聞くと、「皆に迷惑をかけるから、もう逝くわ」と言ったそうです。その様子は、当薬局の薬剤師には、部屋全体が黄金に輝いているように見えて、なんと美しい光景だろうと思ったそうです。そして、お婆さんはその一時間後に息を引き取りました。

お嫁さんがあのときに言われた、「どうしても、あと一年生きてほしい」ということば、それは誰かが聞いていたのでしょうね。お嫁さんは、そのいただいた一年の間で良いお嫁さんになれたのだと思います。

嫁姑

ひと昔前までは、長男のお嫁さんは、結婚するとすぐにご主人の実家に入り、ずっと一緒に暮らすのが常でした。今でこそ二世帯住宅だったりはしますが、それでも、すぐ近くで相手を気づかわないといけないので、一緒に暮らすことが大変なことに変わりはないのだと思います。

お嫁さんにとって、ご主人との間には甘えが許されても、お姑さんともなるとそんなわけにはいきませんよね。格が高い家で玉の輿に乗ろうが、そんなこともない気楽そうなお家であろうが、何十年も別々に暮らしていた人同士が一緒に暮らすということは、お嫁さんもお姑さんもいろいろ気を使いますし、互いに良いところだけを見せ合う間柄ではいられません。それでも、お姑さんは良い姑でいようとし、お嫁さんは良い嫁でいようとします。そのため、お互いに日々の思いを胸にしまい、黙ってしまうことも多いかと思われます。

これは、あるお嫁さんのお話です。彼女が、どのような嫁と姑の関係を築いていたかはおおよそのことしか知りませんが、その関係において相当のご苦労をなされたようでした。

ある日、高齢のお姑さんの心臓が弱って、命の火が消えかけたときのことです。お嫁さんは、「なんとかお婆ちゃんを助けてあげて」と、医療家であるご主人に頼みこんだそうです。そして、お姑さんは彼が飲ませた薬によって息を吹き返し、お嫁さんは、お姑さんの口にスプーンでゼリーを持っていき食べさせていました。そうしたら、お姑さんは手を合わせて、「極楽でした、ありがとうございました」と言われました。そして、そのことばにお嫁さんは、「お婆ちゃん、二十年忘れた！」と言われたそうです。

お姑さんと同居することがなかった私には、嫁姑の話を聞くたびに、なぜそんな大変な思いをしてまで一緒に暮らさなければいけないのだろうと思っていました。お姑さんのたったひとことで、二十年間の心のわだかまりを忘れてしまう、それはどんな思いの積み重ねがあって、どんな気持ちなのでしょうか。推測することはできても、私にはわかりません。ただ、お姑さんのそのときの「ありがとうございました」は、本当の心から出たことばなのだろうと思います。人は、経験をしなければその思いを知ることはできません。皆それぞれの経験をして、それぞれの宝物を持つことができるのでしょう。

自分を信じること

テレビなどで戦国時代の話を観ていると、昔の武将はまわりを巻き込む重要な決断をしなければならず、その結果だんだん胆のすわった人物に成長していったのだろうと思います。現代でも、企業のリーダーは、日々さまざまな決断を迫られることが多いですね。また、人生において大きな決断を迫られることは、組織を率いることのない人でも一度は経験するものです。

これは、私の家族の話です。主人に悪性腫瘍ができて手術が必要になりました。大学病院での診察後、医師は、手術によって命を失う危険性はないものの、その後の日常生活が大きく変わるということを説明してくださいました。

とても納得などできない手術！　他に方法はないのでしょうか？　そのような生活を送ることになると、主人はこれからずっと気持ちが後ろ向きになってしまいます。また、その気持ちは私も同じです。主人はこれまで何度も病気をしており、その上でこのような精神状態が続くと、その後、体に何が起こるかは容易に想像できます。私は、「こんなこと、私の人生で起こるわけがない！」と、心の中で叫んでいました。とにかく、この病院の勧める手術は受けられない。

私は、患者さんに対して普段行なっているように、直感に従い、主人や私自身の願いを叶えてくれる病院を選びました。それは、地元の名古屋の病院ではなく、以前に当薬局に訪れた患者さんが、東京まで行って治療を受けた病院でした。私にはその病院だけが望みでした。

主人は私の直感を信じて、職場を辞める決断をしてくれました。そして二人でその病院に行き説明を受けました。でも、良い話は聞けませんでした。「この種類の腫瘍は、膜まで広がっていたら内臓を摘出するしかない」。愕然としました。こちらの病院だったら、それをしないで化学療法でなんとかしてくれると信じていました。そのために、東京でアパートを借りて治療を受けながら生活する覚悟でした。それなのに、私の直感は一体何だったのでしょう。

でも、これまで受診していた医師と違うところは、本当にその必要があるのか、限界の深いところまで検査をすると言ってくれたことです。もう、ここで賭けるしかありませんでした。その後のことは後で考えるしかありません。祈りながら、体がねじれる思いで検査手術の時間を待ち、手術を終えた医師から言われたのは「何もなかったですよ」ということばでした。深いところまで検査をする必要もなく、何もなかったのです。

こんなことってあるのでしょうか。主人は名古屋に戻り、私たちは以前と同じ日常生活を送れます。

自分たちを信じて、ひとつの方向に進む決断をしたときに、初めて新しい何かが動き出すことがあります。主人がしたのは、信じるもののために仕事を捨てたこと。私は、自分にできることをしようと、神社に神頼みに通いました。神社に通う中で、私は何か拾い忘れているものがないかと思い、ふと漢方薬の力を借りていないことに気づき、その力も借りました。

そして、この話には続きがあります。主人が辞めて、すぐに後任に入った人が退職し、そのポジションが空いているというのです。彼は愛着のある職場をやむを得ず離れたのですが、それがまた復職できるなんて。神様はいる、私たちが信じて決断したことを微笑んで見守り導いてくれた、私はそう信じています。

捨てる決断をする

もうひとつ、決断をした人のお話です。

ある人が幼い頃に、財産を受け継ぐために養子縁組をさせられました。彼はそのまま実家で暮らしましたが、その時期は母の代わりに祖母が子どもたちの世話をしていました。祖母は、その養子縁組先の女性と不仲で、知らずして彼を他の孫たちとは別扱いしていました。彼は突然名字を変えることになり、兄弟たちとの関係が歪んでいく中で、長い年月もの間、心と体を病み、青春を失ったと言います。

成人すると、彼はその家を出て、養子縁組をされた義母と一緒に生活し、やがて配偶者を得ました。その義母は育ちが貧しく、一人で事業を切り盛りして裕福な財を蓄えていましたが、財に溺れる寂しい人でした。彼女に近づく人々は、財の恩恵を受けたい人ばかりで、心から彼女を慕う人はいなかったようです。

養子である彼ら夫婦にも警戒心が強く、口癖のように財産を残してやるからと言いながら、人々の同情を引くために、息子夫婦にひどい扱いを受けていると周囲に話していました。そのため義母の親類からは、「もっと親の世話をしろ」と怒鳴りつけられる始末でした。お嫁さんはとうとう我慢ができず、「そんなことを言うのなら、義母を引き取ってください」と言いました。すると、義母の親類は逃げるように去っていきました。
そんなことがあった後、彼は財産を放棄する決断をして、義母を置いて引っ越しをすることにしました。彼女に、「その財産で誰かに面倒をみてもらいなさい」と、言い残して。すると、彼女はすぐに身内から上手く言われ、大金を譲渡する契約書に署名をさせられて、財産の大部分を失ってしまったというのです。やがて、彼女の元をおとずれる人は誰もいなくなりました。そして、頼れる相手は彼と彼の家族だけになりました。ただ、何もなくなった状態で一人になった彼女からは、横柄な態度が消え、少し可愛くなったそうです。そして、新しい家で息子夫婦と穏やかに暮らして、数年後に、彼女は心からの礼を言って息を引き取ったとのことです。

彼は、自分の望みではない財産のために、長い年月ものあいだ心と体を病みました。彼は、そのままあと数年間、心をごまかして彼女と暮らし続ける道もあったはずです。でも、彼は財産を捨てるという決断をし、それを選びませんでした。そして、それがなければ、義母の心からの礼のことばを聞くこともなかったかもしれません。財産を放棄する決断は、大きな財産すら失ったかもしれませんが、その代わりにかけがえのない大切なものが残されたと、彼は述べていました。

おわりに

本当に、人は長い時間をかけて導かれているのだと感じます。今回出版させていただいた、第1部のお加持の方法を本に著すことは、少し前までは全く考えも及ばないことでした。

私は当薬局にて、三十年以上前から患者さんにお加持をするようになり、あるときから、患者さんがご自身でお加持の一部でも行なうことができたら、もっと健康になるのではないかと考えるようになりました。その頃、当薬局に長く通われていた女性が、私のお加持の方法に興味を持たれたようでした。ただそのときは、お加持の技術だけをお教えすることは適切でなく、お加持に基づく東洋医学の基礎的なこともお教えしないといけないことに気づき、それに応えることができないまま月日が経過してしまいました。

ある日、私の家の近くで、少人数を集めたパン教室の募集がありましたので、私は、

「面白そう〜」と思い参加しました。とても楽しく学ぶことができて、お加持もこんな風に実践しながら学ぶことができたら、皆さんも楽しいだろうなと思いました。そして、私もお教えするのに楽しいかなと。お加持にはいろいろな方法がありますし、お加持をする上で知っておいた方が良いこともあります。それらをまとめようと思い立ちました。それが「お加持のレッスン」の始まりでした。

第2部のお話は、主に薬局で経験したことや感じたこと、皆さんから学んだことを書き留めたもので、これまで薬局の店頭に置いていました。今回の出版にあたり、文章を推敲する過程で、それぞれの人の持つ宝物がたくさんあることに改めて気づかされました。その中には、一生をかけて手に入れた宝物のお話もありました。このようなお話を知る機会を与えられたことに、とても感謝しています。また、当薬局に通われている皆様に、これらの文章を読んでいただいたことに感謝しています。

そして、これまでお世話になった皆様に、心から御礼申し上げます。

まず第一に、当薬局の店主兼薬剤師の伊藤康雄先生には、心から感謝しています。東洋医学について教えていただき、もう三十年以上前になりますが、お加持を始めるきっかけを得たときには、薬局の中でお加持をすることを快諾していただきました。彼は、以前から私たちに「一生の仕事をみつけなさい」と言われていました。私がお加持を始めたばかりの頃は、私が人の体を理解することがまだ未熟だったため、患者さんを不快にさせるのではないかと、彼ははらはらしていたそうです。でも、彼の指導のおかげで、私はそれを乗り越えることができました。そして、私は一生の仕事を得ることになり現在があります。

そして、薬剤師の酒井直美先生には本当に感謝しています。この本の出版に際して、彼女は膨大な時間をかけて、文章を丁寧に推敲してくださいました。その中で、東洋医学やお加持について知識がない方にも理解しやすいようにことばを選んでくださり、また、美しいお話を美しく書くために心を配ってくださいました。さらに、お加持の説明に必要な経絡のイラストも快く描いてくださいました。

そして、森下恵実ちゃんには、広く一般の読者に向けた出版を勧めていただき、読者がスムーズに読み進められるように構成していただきました。また、硬くなりがちな私の表現に軽やかさを加えていただきました。とても感謝しています。ありがとうございました。

最後に、第2部の「同調する」に登場したわが家の猫ミルクは、この本の執筆中に旅立ちました。彼は最期に、自ら主人と私の膝に順番に乗ってくれたのですが、それまで一度もしたことがなかった行動でした。彼からのお別れのあいさつだったんだと思います。

二〇二三年十一月　佐藤あつ子

〈著者紹介〉

佐藤あつ子

1961年、愛知県名古屋市生まれ。

1985年より、漢方薬を専門に扱う杏林ワコー薬局に勤務。

不思議議なご縁により、神社の宮司さんからお加持をするように勧められ、その絶大な効果に感動。薬局の患者さんにお加持を始める。現在は、お加持の素晴らしさを広めるべく、興味のある方々に、自身でできるお加持の方法を伝えている。

『人生をつくる―漢方薬屋のお姉さんが書いた、自分の人生のつくり方』(ブイツーソリューション)が著書にある。

愛猫は、こむぎとあずき。

お加持のレッスン
自分でお加持をしてみましょう

2023年11月27日　第1刷発行

著　者　佐藤《さとう》あつ子《こ》

発行者　太田宏司郎
発行所　株式会社パレード
　大阪本社　〒530-0021　大阪府大阪市北区浮田1-1-8
　　TEL 06-6485-0766　FAX 06-6485-0767
　東京支社　〒151-0051　東京都渋谷区千駄ヶ谷2-10-7
　　TEL 03-5413-3285　FAX 03-5413-3286
　https://books.parade.co.jp
発売元　株式会社星雲社（共同出版社・流通責任出版社）
　〒112-0005　東京都文京区水道1-3-30
　TEL 03-3868-3275　FAX 03-3868-6588
装　幀　河野あきみ（PARADE Inc.）
印刷所　中央精版印刷株式会社

ISBN 978-4-434-32913-5　C0091